办医者 的 "手术刀"

多元办医的超级入口

刘 明◎著

西南财经大学出版社
Southwestern University of Finance & Economics Press

图书在版编目(CIP)数据

办医者的"手术刀":多元办医的超级入口/ 刘明著. —
成都:西南财经大学出版社,2014. 11
ISBN 978 - 7 - 5504 - 1613 - 0

Ⅰ.①办… Ⅱ.①刘… Ⅲ.①卫生服务—投资—中国
Ⅳ.①R197. 322

中国版本图书馆 CIP 数据核字(2014)第 231182 号

办医者的"手术刀":多元办医的超级入口
BANYIZHE DE "SHOUSHUDAO":DUOYUAN BANYI DE CHAOJI RUKOU
刘 明 著

责任编辑:张明星
助理编辑:唐一丹 涂洪波
特约编辑:王云强
责任印制:封俊川

出版发行	西南财经大学出版社(四川省成都市光华村街 55 号)
网 址	http://www. bookcj. com
电子邮件	bookcj@ foxmail. com
邮政编码	610074
电 话	028 - 87353785 87352368
印 刷	北京合众协力印刷有限公司
成品尺寸	165mm × 230mm
印 张	16
字 数	160 千字
版 次	2014 年 11 月第 1 版
印 次	2014 年 11 月第 1 次印刷
书 号	ISBN 978 - 7 - 5504 - 1613 - 0
定 价	198.00 元

点燃未来医学市场营销管理改革的火炬

李　耀

　　国庆节前夕，我收到刘明师弟送过来的《办医者的"手术刀"：多元办医的超级入口》一书的草稿，七天的假期我宅在家中，仔细阅读了两遍，感触良多。

　　可以说，刘明大胆地捅开了目前我国医学（医疗）市场的这层"窗户纸"：在目前医学市场价值链中，品牌资产有非常大的提升空间。未来，资本的介入需要创新的经营、管理理念来确保市场潜力得到引爆。作为一名营销人，我要赞美刘明师弟的勇气与激情，从他的书中，我看到了他对未来我国医学市场发展的信心。

　　我愿意与读者朋友们分享我个人对未来医学市场的看法，作为对刘明新作的支持。

　　总体来讲，国内医学市场未来的发展潜力无限！如果没有成熟的营销管理模式，这个市场的开发就会大大落后于整个社会的需求与发展！要有成熟的营销管理模式，就要做好多方面的工作。这就涉及了患者的洞察力、患者的支付能力、患者寻医就诊的满意度、医院与医生护士的合作管理等方面的问题，涉及面特别广，需要统筹的资源也非常多。如果没有系统地对支付、品牌、患者、医生等专业人士的协调管理，这个市场的潜力就是空谈。我从以下方面具体谈谈：

患者洞察力

在任何一个医学市场中，患者的洞察力是首位的营销驱动因素，但支付能力的大小也同时决定了患者的洞察力是否可以转换成为市场营销力。患者本人，不一定就是最终的支付者，保险、子女、退休保障等一系列支付组合可以最大地释放寻医就诊的市场潜力。比如，我父亲患糖尿病多年，靠国家医保完全可以控制血糖，但是糖尿病综合症的预防治疗，就要靠略微懂一些医学的我为他考虑了，《国家基本药物目录》中的药品几乎帮不上忙。我每年用于我父亲糖尿病综合症的费用为2万元人民币左右。试想：如果我父亲能有商业保险的支持，他各项开支的总体支出还要大很多（老人心疼我自费为他购买副作用小的高质量药品）。如果我们能够开放保险市场，让慢性病人（遗传因素很高的人群）从刚一工作开始购买商业保险，雇主的保险与个人保险结合（最优组合），这样，到中老年时对某些疾病"品类"的寻医就诊需求就可以得到充分的满足。

有了可以转换为营销动作的患者洞察力，才能进一步在品牌（医院+医生品牌）、寻医就诊上投入资源，获取合理的市场回报。任何疾病、任何病人，总体的需求要得到诊疗、服务、咨询等综合需求的解决方案。比如，目前高血压、高血脂、高血糖病症的人群很多，遗传因素对他们会有多大的影响？初期诊疗患者如何选择就诊渠道（社区、诊所、大医院等）？名医效应如何管理？医学终端（医院、诊所、社区中心、厂矿企事业医院）如何建立品牌效应下的品牌资产？这些都是未来办医者需要在国家政策的指导下思考的。没有品牌的市场，就没有生命力，社区医院、诊所、大型医院都需要持续的品牌生命力来支撑未来的发展。

寻医就诊

随着科技的进一步发展，软、硬件配合程度迅猛发展，远程诊疗、网上咨询、网上就诊、居家诊疗等成为人们的新选择，医院的差异化定位（优势）如何"延续"？未来病床多的医院会不会成为负资产多的经济实体？就诊渠道的选择肯定是未来的挑战！小病真的需要去大医院吗？什么病症（品类）、什么类型患者一定会选择品牌终端就诊、复诊？这些都需要办医者的深刻思考。如果医学渠道不断完善，诊疗技术与时俱进，医院与医生、护士、护工的专业合作，管理肯定会在创新中不断完善与改进。只有渠道、诊疗、服务等综合管理组合持续满足寻医就诊需求的增长，才能让患者得到满意的诊疗，从而建立患者就诊忠诚度，推动医学市场终端品牌的忠诚度建设，最终建立强大的品牌资产。

合作、管理

医生、护士、工人等与医学终端的合作模式，肯定是未来的挑战。人才的缺乏、渠道的相对集中、管理的滞后都会对未来患者是否能够对某一医学终端或者品牌的信任产生巨大影响。医疗服务无可置疑地会促进未来行业发展或者成为制约行业发展的瓶颈，没有对目标患者的精准分析，没有各个利益链的互动、互助，就不会形成营销价值。

患者洞察力、寻医就诊、合作管理，这些是互动、互补的，三方面的完美协调最终让患者在价值点体验价值，产生就诊和服务购买。缺少任何一方，价值支撑都不会持久，都不会最终形成品牌效应。

上述一切的根本都是以支付能力下的患者洞察力为出发点。未来，如果我国进一步开放资本市场，逐步放开保险、医学市场的投资空间，那么营销在未来的品牌管理、患者服务、医生与护士等专业人士合作管理中会起到无法替代的作用，三个方面的完美组合才能让投资创造价值。

希望刘明师弟的书能够点燃未来医学市场营销管理改革的火炬，让未来中国医学市场的改革与探索有新的思维推动。祝福刘明师弟在未来的事业中充满激情、积极探索、承担责任、勇于承诺，成为中国医学市场改革的排头兵。

（本文作者系中欧国际工商学院MBA导师）

多元办医和医院投资的先锋

李宇欣

钱钟书先生14岁就代父亲给别人的书作序，作者居然完全没看出来是个14岁的小孩子写的；他不到30岁就出版了作品《围城》，其语言绝妙至极。以前，我一直认为钱老的才华是天生的，后来看过他的传记才知道，他所有的成绩都来自于父亲从小对他的严格要求，一切源于勤奋，而非天才。

这让我联想到本书的作者刘明。我经常看到他一脸无辜地看着那些你来我往的社会活动者独自灵魂出窍；也会经常遇到提起多元办医等问题的时候，他马上兴奋地抓起笔，连写带画，那感觉就像武侠片里的密林飞刀、百步穿杨；而更多的时候看到的是这个自律到无聊的人每天在固定的时间跑步、喝茶、看书、工作，周而复始。除了越来越厚的作品和效率奇高地在全国各地投资医院以外，这样的生活，也只有刘明这样的人才能乐在其中。

在我看来，可以把《办医者的"手术刀"：多元办医的超级入口》这本书当做雾霾天拨云见日的新鲜空气，一阵风刮开了"医院—医生—患者"之间那层神秘的面纱。互联网时代，什么都可以信息对称，医疗也是。我记得我们北京脂斗士网络科技有限公司[①]还是个概念的时候，刘明激动地跟我说："打开互联网医疗这个入口，让患者在我们的平台上得到尊重，让医疗服务不再神秘，做真正的医疗保健，宇欣，这是个伟大的事！"于是"脂斗士伟大，我们要创造它"这句话就成了我们团队的口号之一。

在刘明的这本书中，医疗服务在办医过程中的重要性、影响力和执行策略是本书的核心内容。特别是对于刘明在书中提到的移动医疗、远程医疗等新型的医疗方式，业内也已开始做这些尝试。国家卫生和计划生育委员会发布的《关于推进医疗机构远程医疗服务的意见》中指出："远程医疗服务是一方医疗机构邀请其他医疗机构，运用通讯、计算机及网络技术，为本医疗机构诊疗患者提供技术支持的医疗活动。医务人员向本医疗机构外的患者直接提供远程医疗服务的，应当经其执业注册的医疗机构同意，并使用医疗机构统一建立的信息平台为患者提供诊疗服务。"

在我看来，远程医疗、医疗互联网化，是传统医疗的一个分支，在当今这个市场上，它们像先锋一样挥舞着"服务"的大旗，将整个医疗体系贯穿起来。这也许就是刘明说的，新技术在不断影

---

① 北京脂斗士网络科技有限公司，成立于2014年8月，是一家做医疗健康领域的互联网公司。

响医疗服务业的同时，这种精神也传递了出来。标准化也好，个性化也罢，打破医院、医生、患者三方的信息不对称，需要办医者更加体系化、效率化的企业式运作方式，这也是书中提到的要借鉴互联网思维和一些传统服务性行业的地方：以患者为中心，打造极致服务和口碑，聚焦医院管理内部流程的完善，综合运用数据，打破整个医疗行业的神秘感。

（本文作者系北京脂斗士网络科技有限公司创始人兼CEO）

办医者更需要实践颠覆式创新

贺平鸽

和本书作者相识的时间虽然不长，但我们已有多次愉快的交流、合作。2014年是中国医疗改革火热开启之年。躁动的资本市场，往往最能反映产业趋势的温度，而本书的作者，恰是这个产业的先行者。

中国医疗健康服务产业处在巨大政策红利的初期，急需先行者的实践经验和理论思考，我衷心希望这本书能够指引或激励更多有志之士投身其中，推动医疗新时代的变革。

2013年年底，国务院颁布了《关于促进健康服务业发展的若干意见》，提出"放开准入，非禁即入"思想，犹如解除了中国非公立医疗机构发展的桎梏，下一阶段的新医改将着力推进公立医院改革和鼓励社会资本办医，这已是人心所向、大势所趋。随着众多上市公司纷纷"涉医"，资本市场对有关医院医疗的投资故事和标的的兴趣急剧升温，为此我们曾多次举办有关中国医疗服务行业的投资研讨会，并有幸特邀请本书作者刘明先生作为嘉宾，他的演讲受到了极大的关注。我们举办的第一次研讨会主要是面向二级市场专业机构的投资者，刘明先生不仅带来了丰富的实践经验，还有生动的案例剖析和风险提示。就在这次研讨会上，我知道了他拟出书的想法。

　　时隔3个多月，我们又一次邀请了多家已"涉医"的上市公司高管和投资人交流办医的经验及未来趋向，在听了刘明先生的"办医者的'手术刀'——多元办医的超级入口"的主题演讲之后，一位在医院并购方面已收获颇丰的上市公司负责人不禁感叹：自己虽摸爬滚打已久，但不知尚有如此理论支持！豁然开朗之余，当即邀请刘明先生有机会到公司实地指导。我很高兴通过我们的活动能为业内人士牵线搭桥。这一次他告知我新书即将完成，不久我就收到了书稿。一睹为快的同时，我由衷地感到高兴，因为中国的多元办医之路刚刚开始，而拥有成功经验的中国专业办医者目前相当匮乏，如何办医？如何理论指导实践、如何让有志办医者规避风险或少走弯路？如何使关注医疗行业的人或投资者也能理解多元办医？2010年12月3日，国务院发布了《关于进一步鼓励和引导社会资本举办医疗机的意见》之后，作为第一批真正投身办医实践、未被困难和失败击倒，反而越挫越勇，并从实践上升至理论且继续办医和推动办医者，我想他的经验、思考和乐于分享，是弥足珍贵的。

作者目前是上海睿信投资管理有限公司管理合伙人，与团队一起执行多元办医项目，同时兼任多家实业机构的医疗战略项目带头人与执行顾问。近一年内，他志愿为办医者举办的讲座超过30场，是什么精神支持他这么做？刘明先生热衷于健身、重视生活品质、阳光而充满激情与哲思。他拥有厦门大学哲学学士学位及中欧国际工商学院硕士学位，有数年医药营销经验，曾担任华润医疗公立医院项目负责人，操盘数个大型医院投资项目。我能理解一个在国内医药行业浸淫和在商界磨炼过的哲学生的追求：他看到了未来5~10年中国医疗服务行业的巨大潜力和前景，宁愿披荆斩棘投身其中，与业内人士共同探求和缔造行业未来格局。

作为一位在医药行业长时间坚守的卖方分析师，我和作者一样，对行业积弊感同身受，亦十分认同，放开医疗准入、多元化办医是医改最佳路径。民营资本的加入将打破公立医院的垄断与公立医院形成竞争，并进一步推动公立医院的改革，放开医疗服务的准入是改革成本最小的路径。民营资本进入医疗服务业是时代的潮流，不可阻挡。他山之石可以攻玉，不要说其他国家，我们回头看看20年前中国台湾地区的类似状况和其改革之路，就知希望之所在。星星之火可以燎原。但我所说的中国医疗改革高潮的快要到来，绝不是所谓"有到来之可能"那样完全没有行动意义的、可望而不可即的东西。它是站在海岸遥望海中已经看得见桅杆尖头。的一只航船，它是立于高山之巅远看东方已见光芒四射、喷薄欲出的一轮朝日，它是躁动于母腹中的快要成熟了的一个婴儿。

就像刘明先生所倡导的"办医者更需要实践颠覆式创新"一样，结合自身项目操作经验与团队建设需要，书中总结提炼的创新思维无处不在。比如用服务行业类比医疗行业，使医疗服务业的属性、发展规律和遵循趋势更易被人们了解；"医院全景图"化繁为简、层层展开，可以让办医者与团队、项目方、资金方等相关人员有一个有效沟通的渠道；"医院分类解析图"通俗形象、易懂易学。均可以根据办医者的需要演变成各类实用工具。在战略布局之后，如何确定办医的模式、产品、团队、资源和机制？不同战略目标的办医者具体如何运作？书中均有探索性经验和建设性意见可供参考。

前进尽管有困难，但不能停顿，倒退没有出路。相信追随第一批办医者的坚定步伐，在本书之后，我们还有机会继续期待"全医时代"办医者的精彩续集。

（本文作者系国信证券研究所副所长）

自序

不问成败，医为尊严

刘　明

　　数年前，我的恩师张炜教授顶住压力把这我个"根不正，苗不红"的人收入中欧国际工商学院，我心存感恩。后来，我总是拽着张炜教授喝酒、聊天。期间，张教授逼我看普拉哈拉德①的书，命令我去数个医院观察患者。但我这个医药老兵早已对医疗行业失去激情，每次医院之行，嘴上虽不说什么，但内心深处极不情愿；张教授的"让患者站起来"的言语也让我像丈二的和尚摸不着头脑。

　　后来，我在美国西北大学继续学习和深造。在那里，我经常逛医院。一次，我在医院的走廊里看到一位白人女性失声痛哭，她身边的两个护士也都抽泣。我的第一反应是，可能这位白人女性的亲

① 普拉哈拉德，1941年出生于印度，获得哈佛大学博士学位。他在印度及美国都担任过教职，最终加盟密歇根大学商学院，后为商业管理哈维·C.弗鲁豪夫讲席教授。他是核心竞争力理论的创始人之一。

人去世了。看了一会儿，我发现情况并不是我想的那样。在好奇心的驱使下，我走近了她们，从她们泣不成声的话语和交流中，我得知这位白人女性被确诊为乳腺癌，需要做乳房切除手术。而陪着哭的一位是主责护士，另一位是当值护士。

这一充满阳光的走廊和三个哭泣的白人女性的场景，深深地刻在了我的脑海中，时刻萦绕。我终于理解了"医生给患者的第一治疗应该是心灵上的抚慰，而不是其他"这句话的道理。此刻，我才抓住了张炜教授"让患者站起来"的初心。"患者至上"在我这里不是一句口号，而是那个走廊，是千百个让患者感到温暖的场景。

三年前，张海鹏先生把我这"连PPT（幻灯片）都不会"的"菜鸟"招入初创的医疗集团，让我做项目。多元办医，犹如长海，"患者至上"是我的船绳，一直顺着我来到粤西高州市。但是项目上的一波三折让"嫁"给项目的我痛苦不堪。期间，我来到广州。有一次在出租车上，我和司机师傅聊天。他说："前年我得病，在广州大医院看了，花了几万元，没看好；回到高州，花了不到三千元，病就好了。而且他们的服务也很好，真的不错。"听完，我心头一热，眼角湿润，是自豪，更是欣慰。

出租车上的场景我反复研琢：我们身边的患者对医疗诉求并不复杂，与之对应的医疗也不应该是昂贵的。这条不昂贵的医疗之路，我坚信是未来办医的出路之一。但是需要勇气去颠覆，需要坚持去创新，这就是医疗中的"颠覆创新"。

我坚信，未来真正影响和改变医疗服务行业的一定是来自传统医疗之外的有识之士和机构，包括快速消费品、商业地产、互联网等行业；也正是这些全新的办医者，成为2011年之后多元办医的主力，他们渴望寻找一条沟通桥梁，这条桥梁其实就是与团队内部、合作伙伴、产业链上下游和资本市场有一个全新医疗服务的话语体系，即立足传统、突破传统的话语体系。我写这本《办医者的"手术刀"：多元办医的超级入口》，就是为办医者的话语体系放下的第一块垫脚石。

对于写这本书，我是在我的公司合伙人杨忆南女士和出版人陆新之先生的鼓励下，才下决心完成的。由于没有写作经验，加之主题比较新，最终在孕育了八个月之后才写完本书。感谢身边的师长、挚友和团队成员的全力支持。当然，书中有些内容难免存在瑕疵，还望读者朋友们批评指正。

写作中途，我曾动摇过，甚至数次停止了这本书的进度。但经常想到"患者至上、颠覆创新、医为尊严"的办医事业的背后，还有一位位才华横溢，让我愿意和他们一起拼搏的办医者。借此机会，我鼓励一下全体办医者，虽然我们这个行业很新、很难走，却是一个伟大的行业。只有优秀的人、肯努力的人才能够对得起"办医者"这个称号，让我们互相勉励，让我们的客户和医生在医疗服务中真正地收获医疗的尊严。

目 录

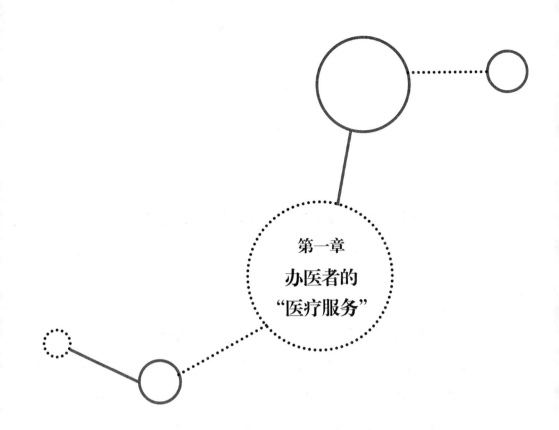

第一章

**办医者的
"医疗服务"**

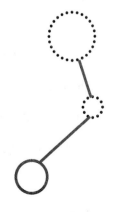

第一节　政策拉开了行业开放之门

我国医疗卫生体制的改革，从改革开放之初走到今天，已历经了三十多年。由20世纪90年代的"给政策不给钱"到如今的深化体制改革，中国医疗改革（以下简称医改）一直在曲折中不断地前进，期间充满了探索的艰辛，也有着可圈可点的成效。

通常认为，中国的医改经历了七个不同的发展阶段。第一个阶段为20世纪80年代，国务院批转卫生部《关于允许个体医生开业行医问题的请示报告》，打破了国营医院一统天下的格局。第二个阶段为20世纪90年代，针对医疗行业的各种乱象，包括医德、医风败坏、大处方药品、高新仪器、乱收费、药品回扣等问题，引发了"医院是不是掉到钱眼里""政府主导还是市场化"的大讨论。随后，在第三个阶段的2000年，针对第二阶段出现的各种问题的指导意见出台，意见的主要目的和方向是通过医疗机构的产权改革，解决各种乱象。在政策的实施过程中，又出现了改革初衷的偏离，即"卖医院"的情况。第四阶段从2006年开始，对于全国范围的"看病贵"、"看病难"的问题，从根源上进行了透彻的分析，将症结归根于我国医疗服务的社会公平性差、医疗资源配置效率低。之后，国务院相关部门确定了"我国医改基本不成功"的基调。2007年为我国医改的第五个阶段。国家发改委相关部门将医疗行业定性为公共服务产品，之后成立了医疗体制改革小组，建立了更高层次的医改协调机制。2008年是我国医改的第六个阶段，这一年，我国的医改步入了一条快车道，医改方案也得到了国务院的通过。从2009年至今为医改的第七个阶段，也是医改的关键时期。这一阶段的开始以《中共中央国务院关于深化医药卫生体制改革的意见》（中发〔2009〕6号）（以下简称6号文件）和《国务院关于印发医药卫生体制改革近期重点实施方案（2009—2011年）的通知》（国发〔2009〕12号）（以下简称12号文件）的出台为标志。

中国医改的关键时期，面临的最大困难依然是公立医院的改革。在公立医院改革中，应该着重破除其逐利机制，增强公益性，还要避免政府资金被医疗机构和医药流程相关部门分割。单一依靠政府的投入已经无法满足医疗机构良性管理和运行的要求，同时由于缺乏相互制衡的监管机制，造成了医生和医院的被动参与。

与公立医院改革关系最为密切的就是医保支付政策的变革。简单的病症若采用平均治疗费用的核算方式，势必造成部分轻度患者的过度医疗和重症患者治疗费用不够的问题。

中国医面临的另一个难点是对药价的调控措施。为应对药价虚高问题而出台的相关政策，却造成了另外一种困境，如联网采购药品导致药价越拉越低，药品生产企业经营困难、负担加重等。医院的二次议价等方式也没有让患者从中享受到更多的优惠。

正是为了解决以上的这些问题，国家相关部门在2009年先后出台了6号文件和12号文件，对现行的医疗体制提出了大胆的改革意见。

◆中国新医改元年：2009年，提出多元化办医格局

6号文件和12号文件中最为突出的一点就是对社会资本办医的支持和鼓励。6号文件中对完善医疗体制，保障医药卫生体系规范、高效地运转提出了多元卫生投入机制，明确了"鼓励和引导社会资本发展医疗卫生事业。积极促进非公立医疗卫生机构发展，形成投资主体多元化、投资方式多样化的办医体制"的医疗改革指导思想。

12号文件中对公立医院改革同样提出了多元办医格局："鼓励民营资本举办非营利性医院。民营医院在医保定点、科研立项、职称评定和继续教育等方面，与公立医院享受同等待遇；对其在服务准入、监督管理等方面一视同仁。落实非营利性医院税收优惠政策，完善营利性医院税收政策。"

与以往不同，12号文件中明确了公立医院改革的时间，即"2009年开始试点，2011年逐步推开"。

6号文件和12号文件提出的多元办医的根本目的在于解决看病

难、看病贵的问题，实现医疗服务普遍而且高效地供给。以此为出发点，唯有多元办医能够快速、有效地解决上述难题，将非公有制引入到医疗机构之中，增加社会资金的投入，扩大医疗产业的竞争主体。

在当前的现实情况下，只有打破医疗行业进入限制的壁垒和政策性歧视，才能改变医疗资源在不同级别的医疗体系和城市格局中的结构失衡。因此，政府要做的工作就是出台严格而科学的准入审批制度，为民间的资本介入打开通道。将市场机制引入到医疗产业中，充分发挥市场竞争对资源的优化配置作用，达到医疗机构、社保机构、患者之间的制衡，以此增加患者的权益。

市场在资源优化配置中的重要作用适用于任何经济领域，包括医疗领域。既然要充分发挥市场的作用，就必须将政府在医院管理中的作用削减，将政府职能从医院的"前方"调整到"后方"，由管理者和干预者转变为监督者和协调者。12号文件中还明确了民营医院与公立医院在医保、科研、职称评定等方面的"平等地位"，在民营医院的服务准入、监督管理上做到一视同仁。

新的政策需要一个尝试和逐步完善的过程。医改之初也出现过一些不成熟的"卖光"模式。比如，辽宁海城市政府通过激进的方式将市妇幼保健院全部改为私有，被卫生部叫停；山东菏泽市将最大的五家市立医院先后卖给企业，然后终因矛盾激化而终止协议；河南新乡市试图将五家医院卖给国企华源集团，最后因注资问题不得不收回……

在这一轮改革中，最为突出的模式是由改革的争议人物仇和领导的 "宿迁模式" 和 "昆明模式"。仇和在宿迁和昆明主政期间，对多家公立医院进行了产权制改革，形成了多种办医主体，包括合伙制、股份制、独资等。利用公立医院的优势资源吸收社会资本，形成股份制是一种有效的改革方式，避免了完全"卖光"带来的巨大影响和不良后果。

◆58号文件是对非公有制办医机构与机制的正名

为了进一步完善多元化办医的政策，消除执行障碍，确保社会资本的注入，2010年12月3日，国务院发布了《关于进一步鼓励和引导社会资本举办医疗机构的意见》（以下简称58号文件）。58号文件具有极强的针对性和指导性，其目的是完善和落实6号文件和12号文件的优惠政策，消除阻碍非公立医疗机构发展的政策障碍，确保非公立医疗机构在准入、执业等方面与公立医疗机构享受同等待遇。

在58号文件颁布之前，人们对于非公有制医院的评价多用"民营医院""民营托管""个人承包"等词汇，此类描述和定位充斥于行业与报端，使非公有制医院受到舆论上和实际上的不平等待遇。正所谓"名不正则言不顺，言不顺则事不成"，社会资本办医遇到了各种阻碍和困难。

58号文件是对非公有制办医机构与机制的正名。"社会资本办医"的言简意赅与高屋建瓴使所有已经或者即将参与多元办医的人士切身感受到了医疗行业的"新年新气象",他们均翘首以待,摩拳擦掌。58号文件表明了国家对医疗健康服务市场的正式开放。对于医疗行业来讲,这个开放已经等了30年。

非公立医疗机构的发展经历了蹉跎的30年。作为我国医疗卫生服务体系不可或缺的组成部分,非公立医疗机构在改革开放之后不断发展。到2009年,这类机构数量已经占到总数的36.06%,但非公医院的床位数仅占医疗机构床位总数的5.19%。非公立医疗机构的规模一直难以扩大,原因包括准入门槛高、经营压力大、人才匮乏、监管机制欠缺等。

58号文件的出台就是为了解决上述的诸多问题,使公立医疗机构和非公立医疗机构相互促进、共同发展的格局尽快形成并完善。58号文件从社会资本的准入、执业、发展等方面,明确了相关的政策和措施,为非公立医疗机构的健康持续发展提供了保障。同时,该文件针对社会资本举办、发展医疗机构的各个环节和突出问题(机构设立、经营性质、执业范围、外资办医、税收价格政策、医保定点、用人和学术环境、设备配置等),出台了相关的政策措施。

从58号文件的宗旨和内容可以看出,国家对于非公立医疗机构的发展已经有了更加客观与公正的认识,已经将社会资本对医疗机构的投入纳入了国家管理的规划之中,并鼓励其与公立医院在同样的标准和资源配置下进行合理的竞争。同时，国家提倡大型医疗集团的发展和建立，从而集中优势的医疗资源，提高办医效率，降低成本，形成品牌优势。这些都有利于社会资本进入之后医疗机构的管理和发展。

◆宣告多元办医的战略意义：党的十八大报告中关于医疗健康的内容及影响

58号文件推出后，以央企为代表的大型机构纷纷响应，华润、中信等都成立了专门的医疗服务投资机构与平台，也成就了类似华润投资昆明儿童医院的经典案例。但是，由于各个省市对于文件的解决和支持力度的差异，多元办医依然处于艰难的探索阶段，直到党的十八大的召开。

2012年11月8日，胡锦涛总书记在党的十八大报告的第七部分"提高人民健康水平"中明确提出了"深化公立医院改革，鼓励社会办医"的主张，并且要求将公立医院改革与多元办医紧密相连。在党的十八大报告中关于健康的部分明确地表达了对于社会办医的支持，"深化公立医院改革，鼓励社会办医"。

至此，国家将多元化办医提高到了国家发展战略的层面，无论是对于普通百姓，还是办医者们都是一件振奋人心的大事。笔者清晰地记得，在党的十八大召开之际，笔者正在参与一个公立医院改制的项目，党的十八大报告一出，笔者便兴奋地打印了11份，把其中关键两句用橙色荧光笔圈出并立刻向相关领导汇报。党的十八大报告成为项目宣传的一个最好的工具。

◆40号文件真正地推开大门：《关于促进健康服务业发展的若干意见》及其影响

尽管在党的十八大后，有更多的产业机构加入到多元办医中来，但其中很多仅限于战略研讨层面，只有为数不多的机构依靠第三方项目咨询开始小型项目尝试。但是，由于缺乏配套的政策与细则，多元办医依然处于"硬啃骨头"的阶段。

当时笔者独立操作的一个项目就出现了周期长、资金压力大、配套不理想等问题。面对一筹莫展的局面，作为第一批"最有办医理想"的办医者们中有很多有了转行的念头。

这种艰难局面直到2013年10月14日，伴随着国务院《关于促进健康服务业发展的若干意见》（以下简称40号文件）的公布才得以彻底解决。40号文件更加细化了非公有资本办医的细则，具有更强的可操作性。它不仅细化了多元办医的投资主体的范围（包括"企业、慈善机构、基金会、商业保险机构"和"中外合资、合作办医"等），而且细化了非公立医疗机构享有的政策（包括"市场准入、社会保险定点、重点专科建设、职称评定、学术地位、等级评审、技术准入"等）。

从40号文件的内容可以看出，其中关于医疗改革的发展目标十分明确，同时涵盖了更为广泛的领域。它明确提出了到2020年使健康服务业总规模达到8万亿元以上（按照目前占国内生产总值的5%左右的规模计算，未来健康服务业增速将在15%左右），打造一批具国际竞争力的健康服务产业集群。

同时，40号文件进一步加大了医疗服务领域的开放力度，加大了对医院、诊断检验、养老产业、商业保险、中医药保健、体检咨询、服务外包、健康信息化、医疗器械等领域的市场准入，以及规划布局和用地保障、投融资引导政策、财税价格政策等方面的支持力度。

40号文件首次公布了对社会资本进入医疗服务行业的支持细节，明确了法律法规没有命令禁入的领域，都必须向社会资本开放，并要做到一视同仁。非公立医疗机构在市场准入、社保定点、重点专科建设、职称评定、学术地位、等级评审、技术准入等方面均与公立医疗机构享受同等待遇。

40号文件提出了鼓励发展医院管理集团建立的意见，支持非公立医疗机构的规模化发展，大力促进连锁专科和综合性医院集团的发展。这对于目前国内的连锁医疗机构，比如爱尔眼科、复星医药、金陵药业等来说，是一个极好的机遇。

40号文件还对中医药提出了明确的发展措施，包括推动医疗机构、开设中医服务、鼓励药店中医坐诊以及开发药食同用的中药材和保健品等。发展中医药医疗保健服务主要包括两个方面：提升中医药服务能力，包括推动医疗机构中医服务、鼓励零售药店提供中医坐堂诊疗；开发中医保健产品，包括种植中药材及其产品研发和应用、推动中医养生保健等。这一系列举措对于发展我国的传统中医药学具有划时代的意义，必将促进传统医学的大发展。

如果说58号文件是刚刚开了锁，党的十八大报告则是把门打开了一道缝，那么40号文件就是彻底地推开了这扇门，给了充分地空间让一批社会资本的办医者进去。不仅如此，40号文件还引爆了多元办医的资本市场，吸引了更多的金融机构。在这种情形下，一些金融机构与办医者有效地合作，开发出了一系列的金融工具，让办医者有了更多的武器，如"流水质押贷"等。

第二节　医疗行业的现状与前景

投资主体是否决定投资一个项目或者领域，首先需要做的就是详细的投资分析，投资医疗行业也是如此。任何项目的成功通常都取决于三个方面的因素，即天时、地利、人和。如果将政府政策层面的支持作为"天时"、中国为数众多的患者作为"人和"的话，医疗行业的市场前景就可以看作"地利"。对于中国医疗行业的市场前景，我们可以通过一系列数字和比较得出结论。

第一组是5%和16%。美国的医疗及健康行业从2007年起，就占到全美国GDP（国内生产总值）的16%以上。我国的医疗及健康行业目前仅占全国GDP的5%左右。生活水平提高导致的就医差异化诉求和人口老龄化都表明，我国医疗行业的比重将有着更大的提升空间。

第二组是2.83万亿元和8万亿元，这组数据指的是医疗及健康产业的支出总额。2013年，我国的医疗及健康产业的支出总额为2.83万亿元。而国务院40号文件的数据显示：到2020年，我国医疗及健康行业的规模会达到8万亿元人民币。由此可见，这个行业有着巨大的发展潜力。

第三组是16%和10%。16%指的是医疗及健康行业的发展速度，按照2020年达到8万亿元人民币的规模来测算，从2013年开始，在未来七年内，我国的医疗及健康行业每年至少要保持16%的复合增长。10%是亚太经合组织发布的医疗及健康行业在GDP中所占比例，这是有数据和理论支撑的、符合发展趋势的统计结论。无论是按照国内16%的增长速度，还是从国际权威机构的10%的占比来分析，在我国，医疗及健康行业都称得上是一个朝阳行业。

通过以上的三组数据，足以说明医疗行业的巨大市场前景。除此之外，我们还可以做更加详细的相关分析。

◆ 医疗服务业是发展潜力最大的子行业

目前，我国的医疗机构最为突出的问题是收入的结构失衡，即药费占比过高，服务价格占比极低，医院几乎完全靠卖药创收，此畸形发展导致医生的服务价值被明显低估。

中国医院的医疗服务收入和药品收入的份额同国际上是完全不同的。数据显示，中国每年的卫生总费用为2.43万亿元，其中医院收入为1.65万亿元，按照药品的收入占医院收入的45%的计算，药品收入约为7400亿元，医疗服务收入约为8300亿元。而在中国，70%的药品用于医院，以此推算，药品市场应有1万亿元的产值。若按

60%计算出厂价，则药品的产值会达到6000亿元。而目前医药板块的股价总市值达1.74万亿元，其中医疗服务企业的市值接近1000亿元。按照产值来看，中国的医疗服务是医药的1.38倍；而从市值分析，医疗服务却仅为医药的5%。

这一点从国际对比上讲也很明显，美国医疗服务市值在美国医药行业的比例达到15%，而且是在美国药品占卫生费用仅15%的背景下（见图1-1）。在美国，医疗服务市场与药品市场的比例是6：1。2011年，美国医疗服务市场的规模为1.57万亿美元，处方药市场规模2630亿美元。而我国2011年这一比例仅为1.23：1。2011年，我国公立医院医疗服务收入为5669亿元人民币，药品收入4715亿元人民币。2013年，从市值上看，我国的医疗服务行业市值在整个医药行业中所占比仅为2%，现阶段估计相当于美国20世纪70年代末的水平。而美国目前医疗服务市值在整个医药行业中所占比为15%。

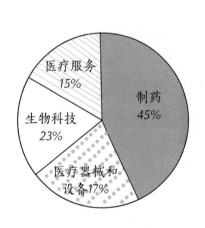

图1-1 美国医药行业市值结构
（2013年）

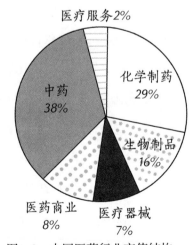

图1-2 中国医药行业市值结构
（2013年）

到2015年，民营医院床位数将占到整个市场的20%（现为10%）。如果2014—2020年药品销售收入复合增长率为16%，按照8万亿元的总目标，那么2020年我国医疗服务市场的规模将达到5.4万亿元，2014—2020年医疗服务复合增速将达到24%，快于药品16%～17%的增速。

以相关数据分析，中国医疗服务的改革刚开始。只有通过引入民营资本，才能逐渐解决产业结构、收入结构、产权结构三大结构失衡的问题。从医疗服务和药品费用所占比例和医保支出的增长可以看出，医疗服务在医疗机构中所占比例还有很大的提升空间，医生的价值有待更好地体现。因此，医疗服务改革既是医改的突破口，又是提升空间最大的子行业。

◆医疗服务业处于价值链顶端

投资者衡量项目是否良好的标准有三个：回报是否稳定、是否拥有强大的现金流、是否处于价值链顶端。而中国的医疗行业恰恰具备这三个条件。

随着医改的不断推进，医保覆盖的人群越来越广，使得中国的医疗服务行业在过去几年一直保持着20%～25%的增长速度，回报稳定。在刚性需求前提下，由国家、企业作为医疗服务的重要支付方，是医疗服务行业的收入提高、利润稳定、保持良好现金流的根本原因。另外，从财务的角度来讲，作为应收账款的医保和作为应付账款的药品耗材可以让医疗机构具有两头占款的有利地位。

　　从国家的医保政策分析，目前医保的大幅度覆盖使得国家财政负担大幅度加重，因此只能覆盖基本的医疗范围，很多中高端的医疗需求无法得到满足。解决这一问题的根本途径就是从政策上允许民营资本投资医疗。如今，国家已经把民营资本投资医疗行业提升到战略层面，可以预见，随着民营资本的介入，势必促进高端供给和商业医疗保险的发展，从而带来医疗服务行业的更快发展。

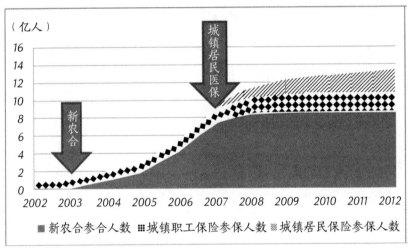

图1-3　三大保险的参保人数

◆医疗服务业处于价值链顶端

　　当民众享有了同等的医疗保障，就会找更好的医生为自己治疗，因此医疗服务行业的竞争核心是人才。尤其在我国，优秀的医务人员更成为患者竞相求医的对象。人才是无形资产，使得医疗服务业处在价值链的最高端，而人才资产可以不断积累，规模效应明显，包括资产、品牌、人才、声誉等，可延展性强。当然，医疗服务行业同医药行业中其他细分行业相比，还具备重资产、高杠杆、净利率水平不高（财务制度有影响）等特征。

◆中国现有医疗市场的规模及趋势

2006年，中国医疗服务市场规模为2249亿元，而到了2009年，这一数据增长到了4353亿元，年增加率达到了25%。医疗行业的增速远高于GDP的增速。

按照不同的医疗服务类型，无论是门诊、住院，还是检查收入在医疗服务收入中的比重均呈现逐年增加的趋势，从2006年的20.6%逐渐增加到2009年的21.2%。

按照主办单位的不同，可以看到政府在医疗服务行业中依然处于主导地位，但是在2006—2009年的三年期间，政府所占的比重呈现逐年下降的趋势，从2006年的87%降低到2009年的81%。在宏观政策的支持下，非公有制的医院包括私立医院和合资医院所占的份额逐年增长。这些私立医院和医疗机构在医疗领域担当的角色也越来越重要，比如体检和独立医学实验室等。

我国医疗服务市场发展的趋势呈现高端化、品牌化、系统化的特点。在过去的五年时间内，我国的中产阶级迅速崛起。对于这部分具有一定经济实力，同时享有较为完善的商业保险的人群来说，公立医院拥挤嘈杂的环境和医护人员的服务已经不能满足他们个性化、人性化的消费需求，他们希望得到更好的服务，包括对于隐私的保护等。

为了满足这部分人群的消费需求，目前国内医疗机构主要提供了三种类型的高端服务：公立医院的特需病房、中外合资的医疗机构、专科民营医疗机构。从覆盖的范围来看，高端服务依然处于初步发展的阶段，因此高端医疗服务在未来的医疗服务领域有着广阔的前景。

政府对于非公立医院大型设备配置的放开，也有利于非公立医疗机构规模的扩大和资金的投入，促进集团化和连锁化发展的进程。凤凰医疗就是以此取得成功的实例。凤凰医疗通过托管的模式取得了成功，已经成为我国最大的股份制医院投资管理集团之一，其上市也在计划之中。

医疗市场的机遇还体现在专业化的细分市场领域上，包括专科医院、体检机构等。爱尔眼科已经上市成功，普瑞眼科医院集团、艾格眼科、博爱眼科等也获得了风投注资，一些地方性的眼科医院如山西省眼科医院、东南眼科医院集团、南京鼓楼医院也在各自的市场获得一席之地。专注于口腔科的通策医疗投资股份有限公司和专注于肛肠领域的马应龙集团都已上市，在资本市场上获得了充分的认可。

目前国内的体检机构根据提供体检服务的内容可划分为三类：预防体检、社会体检、医学鉴定。预防体检是为体检者进行全面的检查，帮助体检者及时、准确地了解身体状况；社会体检是依照法规，定期或不定期为特定人员提供的体检，包括入职体检、兵役体检等；医学鉴定是依据相关的理论，通过技术或者设备仪器，对特殊伤害案件或者专门性问题进行检查、化验、诊断，最后做出科学正确的诊断结论。

民营体检中心的设立和发展将有助于缓解公立医院的就诊压力和人员密集的问题，同时还能提供更有针对性的个性化服务。截至2010年，中国预防保健市场份额约为320亿元人民币，其中公立医院占到80%，民营健康体检机构约占20%。结合2002—2010年的数据，我们可以看到私立健康体检机构保持着高速的增加，增速高达30%。到2010年，私人健康检查机构收入总计约为49.5亿元人民币。仅是北京的私人健康检查机构就已发展到上百家，并且这一数字还在不断地增长之中。

民营健康体检机构的发展前景与市场需求有着密切的关系。一方面，这些体检机构大多集中在一线城市，这些城市居民的可支配收入较高；另一方面，大型企业在对于人才的重视和人性化的管理中，免费的定期体检是公司福利的一个重要部分。

体检市场的国际占比的对比数据显示，中国体检市场只占5%，而部分发达国家体检市场高达70%。中国虽然经过了十多年的发展，健康的理念已经深入人心，但是我国私立医院的服务与国外的私立医疗服务相比还有着较大的差距。国外的私立医疗体系包括了预防、诊断、治疗和康复四个模块，而中国在预防和康复环节还处于空白，私立医疗服务的市场需求和空间有待发掘和释放。

第三节　疾病没那么神秘

　　作为办医者，面对医院业务与疾病诊疗，与患者或者患者家属的视角是相同的。不论是否曾参与医疗行业的运营，只要没有实际操作，内心深处一定觉得手术台和护士台充满神秘感。这是因为中国医生行医的惯性与对患者教育的缺失，再加上各种条件的限制，诊疗中的知情权和同意权做得不到位。比如，在一线城市的专家门诊中，虽然知情同意权方面有了一定程度的改善，但是患者还是从"龙飞凤舞的诊断书"与"好不耐烦的两分钟"中感受到了"医生一支笔"的权威。而在一些欠发达地区，知情同意权做得更不到位。毫不夸张地说，在某些地区，医生甚至充当着"上帝"的角色。实际上，疾病的诊断和治疗并没有人们想象得那么神秘。

◆治病没有那么神秘

随着办医者从消费者转变为从业者，他们会慢慢发现，其实有相当多的疾病是依靠固定诊疗方案来进行医治的。

依靠固定方案治疗的疾病，简称固化疾病，主要是指对发病原因非常明晰，并且诊断结果非常明确，依照业界共识，采取流程化治疗的疾病。而且，这些固化疾病不单指我们日常思维中的"头疼脑热"的小病，也包括了很多看似严重的疾病，比如乳腺癌等。随着科技的发展与创新，采用固定方案诊疗的疾病会越来越多。

这些固化疾病正是办医者首先要关注的疾病种类。因为办医者要想与"医教研实力与品牌"都非常强的传统公立综合性医院竞争，除了通过提升服务等方式提高"客户体验"外，就是通过自身的流程化再造来提高运营效率。即患者来医院，来求治某类固化疾病，从入院到出院的整个过程，都可以通过流程化的再造，形成非常紧密与有效的链条。对于医院来讲，效率提高了，成本降低了，自然利润就出来了。

武汉的亚洲心血管病医院就是通过流程化再造来提高运营效率的医院之一。在武汉亚洲心血管医院，各个环节都是通过规范化的流程来进行管理的，保证实现彼此之间的无缝对接。武汉亚洲心血管医院对于术前工作、检查项目、指标范围标准、风险评级以及相应的医生等级等都有着标准的管理，以确保患者能够安全顺利地出院。比如对于住院患者，通常是通过五个步骤来管理的。第一，在患者入院之后，病区的医生和科室主任会根据患者的检查情况对病情做增收分析。如果需要做外科手术的，会报外科手术。第二，在外科手术室，会根据患者的病情安排相应资质和能力的医生进行手术。第三，手术之后进入ICU（Intensive Care Unit，重症加强护理病房，简称ICU）进行康复治疗。第四，在ICU平稳过渡后，回到普通病房进行继续护理。第五，在患者出院之后，医院的患者服务中心会进行随机的回访。在整个流程中，各相关职能科室相互配合，各司其职，以患者为中心进行诊治和护理，保证了工作的效率和权责的明确。

与固化疾病相对的就是依靠医生的经验来诊断与治疗的疾病，简称非固化疾病。这类疾病要么发病原因不清晰，要么诊断不明确，要么治疗方案没有形成业界共识。因此，对这类疾病，医生会根据自身的经验与对疾病的理解，进行相关的治疗。在针对非固化疾病的大会诊中，往往会出现两种意见，一个倾向保守治疗，一个倾向手术治疗，在实际工作中这是很寻常的。

办医者对非固化疾病也应该给予适当的关注，这样可以培养新的治疗项目，尤其是随着医疗技术的发展，很多非固化疾病转化成了固化疾病。随着医疗科技与医疗教育的发展，一些原来只能通过开胸手术才能完成治疗的方案，也能通过对此类疾病的诊治，彰显自身的医疗技术，夯实自身的医疗品牌。如心脏介入式手术，俗称"支架手术"。在中国患者的意识中，相对于服务技能和护理技能，医疗技能一直是最受关注的。因此，在医院品牌中，医疗技能所锻造的医疗品牌（医院品牌的内涵之一）是非常重要的。比如我们会经常看到如下报道：

> 三九脑科医院是经卫生部、外经贸部批准，由中央直属企业——三九集团控股兴建的中外合资的高科技医疗机构。该院1996年在广州开诊以来，曾为世界第一男巨人和亚洲第一女巨人成功进行了巨大脑垂体瘤切除术，填补了我国医学史上的空白。该院管理先进，经济效益突出，2000年人均业务收入突破20万元，人均收支结余约6万元。从1998年10月开始，三九集团又斥资约1.5亿元进行二期建设，除新建一幢17层门诊病房综合楼外，重点扩充了6000多万元的高新技术设备，包括在国内首家引进了可对脑肿瘤、脑外伤特别是癫痫的病灶做出精确定位的美国脑磁图定位诊断系统、全球规模最大的加拿大21张床大型视频脑电监测系统、德国机器人手术导航系统等国际一流设备。这家医院已成为亚洲规模最大、大中型设备档次达到发达国家水平的脑专科医院。目前该院已初步建立了一支由博士生导师、硕士生导师组成的专家群体，并力争占领神经科学中的制高点，5年进入国际级水准的脑专科医院行列。[①]

① 王保纯.三九集团建成亚洲最大脑科医院[N].光明日报，2001-11-16.

在上述报道中，三九脑科医院对自己的医疗技术水平和设备仪器的情况进行了详细的介绍。由此可见，在中国患者眼中，医疗技术对疾病的诊治有着更重要的作用。

其实，在目前的所有疾病中大约有70%以上的疾病属于固化疾病，也就是治疗方案是一样的，包括开的药品、做的手术等。因此，疾病的诊治并没有那么神秘，患者看病治疗的过程和做菜、修电脑是一样的，完全可以按照流程来操作。对于其余的30%非固化疾病，患者可转到条件更好的医院进行医治。

了解了这些情况之后，作为办医者，面对疾病与医院，就不会再感受到恐惧与神秘了。因为我们有明确的思路：

这是哪个疾病种类？

此类疾病属于固化疾病还是非固化疾病？

若是固化疾病，现在医院对此的治疗流程是怎样的，理想化的流程又是怎样的？

若是非固化疾病，国内外有没有一些新技术可以改善现有的诊疗方案？

有没有哪些非固化疾病是被社会广泛关注的？

明白这些疾病之后，办医者就可以做到针对某个疾病品类，聚焦固化疾病，寻找突破口；关注非固化疾病，培育新项目与打造强势品牌。

◆用服务业类比医疗行业

医院业务是服务业，不是制造业，所以不能像传统工业产品制造商那样搞专利、建厂房、定流程、选团队，如此这般简单。因为工业系统的核心是全流程的标准化，包括后来兴起的"精益制造"，还要求不断提升标准化的精度，这与医疗行业的特点有着很大的差异。

医疗行业属于服务业，也就具备了服务业的特征，即"标准化与个性化的冲突与平衡"。比如你去星巴克，买个三明治，要杯热水。在一般情况下，你会拿到一杯马克杯装的热开水。尽管热开水不在星巴克的销售目录上，也不在"星巴克伙伴"的工作流程当中，但这符合服务业中注重"个性诉求"的特征。再回到医院业务，比如在医院的病区里，患者拉住一名护士，询问她，拍B超怎么走。护士会详细描述影像科的位置。若患者还是没有理解，护士在没有重大或者紧急诊疗工作的情况下，会带着患者到影像科。绝大多数的医院没有把"带路"放在自己标准化作业流程中去，但是这种情况天天都会发生，这就是医院在不损害自身明确定位的基础上，对患者的个性化需求的满足。

医疗业是一个资本密集型、技术密集型、劳动密集型于一体的高端服务业。它的价值主张是人与人之间，而不是人与物之间，就像我们去肯德基买汉堡，这是人与人之间发生的。对于医疗行业来说，不是什么行业的经验都能拿来照搬和借鉴的，只有服务行业才合适，因为服务行业的核心是人与人接触的，这同医疗行业的核心是一致的。

同属于服务业的餐饮行业，其较完善的管理流程可以于医疗服务行业的管理之中借鉴，比如麦当劳的标准化管理和特殊经营体系。麦当劳总部为了保证分店的运营，制定了完善的制度和标准化的流程，主要体现在以下几方面：

第一，提供标准化的产品线规范和服务规范。

只提供数量有限的菜品，但是每种菜品的质量和服务都是符合标准的。有限的菜品数量可以保证统一供应的需求，并且最大限度地保证口味的稳定性，从而形成顾客的忠诚度。

麦当劳在服务中倡导周到、便捷的原则。其建在高速公路旁的店通过安装通话器，让开车的顾客不必下车，在距离店面十来米的通话器上通过语音订购自己所需的食物。全世界的麦当劳分店都按照统一的标准化作业流程进行食物的加工制作、顾客的接待、收银等。

第二，采用标准化、机械化的操作。

麦当劳的厨房完全采用机械仪操作，不仅降低了人工成本，而且保证了严格遵循食品加工流程。麦当劳所有的机器设备都是由固定的供应商供应，同时麦当劳还注重对机械设备的更新和开发。

第三，完善的培训系统。

为了保证各个分店的标准化流程的贯彻和执行，麦当劳建立了完善的培训和训练体系。麦当劳通过汉堡大学为加盟者提供所有的相关培训。近十年来，麦当劳在全球设立的汉堡大学，已有七所，分别位于德国、巴西、澳大利亚、日本、美国、英国和中国的香港地区，每年有超过五千名来自世界各地的学生，到此参与训练课程，而每年有超过三千名的经理人修习高级营运课程。如今麦当劳汉堡大学已能培养工商管理硕士。

第四，信息系统的支持。

信息系统是保证管理畅通和高效的前提。麦当劳全国各地的分店不仅要向总部汇报信息，还要彼此交换信息，以保证物资得到合理且及时的调配。麦当劳在中国的物流连锁中心配置了VPN（虚拟专用网络）设备，采用NetScreen（一种高性能的硬件防火墙）特有的集中星型VPN网络设计，实现了北京、广州、上海等地的全网状结构，简化了远程办公室VPN的配置。麦当劳公司选用Corporate Yahoo！（企业雅虎）为其建立了门户网站，以解决其庞大的后勤管理问题，为其遍布全球的员工、连锁店业主及供应商提供对信息系统的访问功能。

第五，品牌形象、企业文化的统一。

除了顾客可见的服务、流程的标准化和统一，企业文化的统一也是非常重要的。麦当劳通过风格管理和系统培训对麦当劳文化进行了很好的延展和传承。总之，麦当劳用工业化的生产方式为我们提供了一种统一的口味、服务和自由、随意的美国特色。

以上的介绍只是对于医疗服务的第一层次的分析，接下来是第二层次。医疗服务的目标是对患者的"救死扶伤，祛病乐活"，涉及最基础的生命健康范畴，因此原则上不允许人为的错误出现。与此同时，它所负载的技术要求又比较高。即便一个病毒性感冒的体外试剂诊断结果，若没有九年寒窗苦读与三年以上临床实践，没有一个医生能充满信心地下一个"十数字"的诊断意见。这说明医疗服务是技术密集型的高端服务业。

◆2010年前的办医经验不可借鉴

笔者认为，2010年前的办医经验不可借鉴。因为2010年前中国的主流医院是公立医院，公立医院主张的是大而全，还是停留在计划经济之下，就是国家拨给多少钱，就建立多大规模的医院、拥有相应水平的医疗技能，并且按照医保给的额度来收治患者。

这种模式会逐渐使医疗行业变成一个患者拉动的行业，正常的演变过程应该是从保险拉动到患者拉动的变化。也就是说，高收入患者会参与高额保险，而高额保险当然要求也很高，比如生个孩子10万元，这是方太保险和合资家合作的，所以它就可以做出来。其余的就是普通的保险，如我们国家现在主导的城镇居民和城镇职工看病费用的10%是自费，90%由保险承担。由此看来，向之前两种主流办医模式借鉴的可能性很小。

另外的原因就是2010年以前的民营医院处理的都是极好的疾病，办医思路就是做公立医院的配套，满足没有保险的患者的需求。比较流行的科室承包和医院托管等形式，都属于这种经营方式。这种思路与多元办医有着本质上的不同。

未来的多元办医中，民营医院将成为主流，要做到与公立医院的差异化诉求，而不是简单的配套。这与2010年前的办医思路是有很大的差别的。

◆国外先进经验落地

对于国外的先进经验，有两点是值得我们学习的：

第一，医疗技能。先进的医疗技能是值得学习的，这可以通过进修、培训来进行完成。

第二，现代化的IT系统。也就是说，基于现代化、流程化的现代医疗系统是要学习的。其他东西，比如诊治的流程、诊治的标准，中国疾病诊治的流程学的是苏联，但目前世界上最先进的流程应该在美国。积年累月所形成的用医习惯是不易更改的，要根据我们中国的情况把美国的东西借鉴过来，也就是落地，要本土化，而不能生搬硬套。

比如上海的美华医院，将美国医院的妇产和儿童门诊的住院流程，结合中国老百姓的认知，重新进行了一个流程的再造。虽然宗旨还是患者至上，流程还是从预约门诊开始但是患者享受的服务质量好多了。

上海的美华医院由美国富有经验的医生团队和中国上海华山医院下属的华顺医院联合创办。美华妇儿服务引进美国全套先进医疗设备、网络技术、现代管理及美国私家专科医生模式，是基于美国标准的全套妇儿医疗服务机构。美华门诊采取预约看诊，运用电子病历系统连接每个诊室。客户复查时，医生可轻松调出病历，准确说出病状，为客户提供针对性的专业医疗服务。只要按预约时间到达就诊，就会有一位护士全程服务，直至客户离开美华。并且，美华是上海唯一一家可以做到24小时医生接听热线电话的医院，包括节假日或午夜，孕妇一经诊断即将临盆，她的主诊医生即会立即到位，为其接生。

美华现代化的诊治流程和患者至上的24小时服务，为中国的多元办医提供了更为广阔的经营思路和先进的经营理念。

第四节 患者没那么被动

◆医疗保健（Healthcare）的含义

国内第一批规模化办医者都是当年放弃外企等机构提供的高薪，为了理想投身到多元办医中来的，他们中很多人与笔者的理想一致——"让患者站起来"。因为国内传统的诊疗模式和行医习惯等多重原因，使得我国患者的就医体验不甚理想。

"医疗保健"的英文是"Healthcare"，其实是两个词组成的："Health"是目的，"Care"是路径。而路径里面第一步应该是关怀，当患者知道自己"不健康"之后，"医疗的第一接触"应该是心灵慰籍。笔者在美国学习时，听到一个案例。一个女性患者罹患乳腺癌，需要进行乳房环切手术。她知道之后，心情非常糟糕，大哭不止。她的主管护士一直陪着她，在激动的时候也会陪她一起哭。就这样，在护士的关怀与支持下，该女性患者鼓起勇气接受了手术。由于对手术保持乐观的心态，她的手术非常成功，术后恢复得也很好。

在美国的医院中,通过对患者的关怀使患者的心理需求得到满足的事例很多,其中最为突出的为百思特医院。百思特医院每个月都会在董事会上表彰两三名表现杰出的员工。比如,一位护士得到表彰是因为帮助患者录制了喜爱的电视节目。该患者由于晚上做手术,正巧错过了喜爱的一个电视节目,使他很焦虑。护士得知后,回家录制了这个节目送给病人,从而消除了他的焦虑。医院的一位收银员亲自帮一个住院几周却无人照顾的病人洗衣服,他也因此获得了表彰。另一位得到表彰的是一名行政人员。他得知一位晚期疾病患者酷爱钓鱼,很想再去钓一次。这位行政人员联系了病人的医生,安排了一辆救护车,陪病人到海滩钓鱼,实现了他的心愿。三周后,病人带着满足去世。

美国的医院管理模式也就是我国第一批办医者的理想,即从患者出发,打造精品医院项目,引起政府和社会的关注,从而促成体制和机制的创新,真正做到让患者"躺着进院,笑着出院"。

◆ 互联网

在过去,患者对自身的疾病诊治与康复的了解仅来自医生的医嘱或者有医学背景的亲友。随着互联网,尤其是移动互联网的兴起,让各个行业的信息越来越对称。逐渐觉醒的国内患者和家属通过互联网来获知疾病与诊断等各类信息，不仅能更有效地评估与选取就诊途径，而且可以在与医生的沟通时"频段更加相近"。也就是说，互联网通过自身的开放性与信息负载以及与患者的互动，完成了"患者教育"等职责。

中国妇产科网就是基于妇产科医师交流的一个网站，网站的前身是"妇产科学者之家"，创始人是北京协和医院的妇产科医师龚晓明。该网站为专业医师的继续教育学习和学术交流提供了平台，得到了众多业内专家的支持，也得到了全国专业医师的认可。经过不断地发展，中国妇产科网已经成为国内最受欢迎的妇产科专业门户网站。

2000年之前，国内还没有一个专门为妇产科医师提供交流的网络平台。2000年，龚晓明决心建立一个妇产科医师网站。网站凭借专业的平台和创建者敬业的精神，吸引了越来越多的妇产科医师，在加入搜索引擎之后，网站的访问量也逐渐增加。2006年，网站正式改名为"中国妇产科网"，网站的影响力越来越大。目前，网站最受欢迎的栏目是专家讲座和手术视频。网站现有注册用户30余万名，日访问量1.4万人次，成为国内妇产科学界影响力较大的专业网站。网站的专业性和影响力也吸引了大量的患者及其家属的访问。患者及其家属，尤其是年轻的患者及其家属，不仅通过互联网与社交网络等获得疾病的相关信息，而且通过这些手段获得"医疗的第一接触"。通过对做院内营销项目时的患者的追踪调研，笔者发现，患者或家属在知道得病之后，首先会上网搜索疾病，明晰疾病严重程度与就医指导，然后会去医疗咨询网站进行咨询，最后才会找身边的朋友咨询或找专家等。如果所患疾病不严重，就通过网络咨询完成整个"预诊断"过程，可不必再同朋友或好专家交流了。尽管这种情况目前仍然限于年轻患者，但是随着时间推移，会逐渐形成一种趋势，变成一种全新的患者洞察。

在这个就医流程之中，我们可以清晰地看到，患者借助互联网进行的网上咨询是最为关键的环节。从目前的国情来看，医疗和互联网的结合既能节省患者的时间、经济成本，而且有助于医疗资源的合理分配。"好大夫在线"就是在这样的一种背景下产生的医疗咨询网站。"好大夫在线"成立于2006年，最初的设想是把更多的医疗服务提供商嫁接到"好大夫"这个平台上来，从中收取分成。网站为每名医生建立专属的个人网站，医生可以充分地介绍自己的专业特长，并且可以借助各大门户网站进行品牌的宣传和吸引用户，建立个人品牌和口碑。医生是该网站最为核心的资源。

"好大夫在线"主要是通过电话咨询、术后随诊、海外就诊、住院直通车等满足患者的咨询和就诊需求。目前，"好大夫在线"的数据库里已经收录了3000家医院和30万名医生的数据，覆盖全国各省。其中，90%以上为二甲以上的公立医院，70%以上的医生具有副高级职称。4万名医生可以提供在线咨询服务，7000名医生开通了预约转诊服务。

◆社交化

移动互联网的高速发展与社交网络的加速渗入是相互交织的，在这种情形下，社交网络也出现了"人以群分"的特点。基于同类诉求的"某类患者"就在"医疗第一类接触"的驱动下自行形成群落，通过沟通与反馈等方式产生内容（医疗UGC）。这些内容正在逐渐发展成为医疗行业真正的驱动力。

Patients Like Me（久病成医网站）就是这样一个基于患者交流的社交网站。Patients Like Me网站建于2004年，网站名字意为"像我一样的病人"，网站的总部位于马萨诸塞州的剑桥，是专门的患者交流社交网站。通过网站，患者可以找到同病相怜的其他成员，进行交流和各种活动。目前，该网站的会员已经达到8万多名，对于一个以患者为对象的社交网站来说，这已经不是个小数目。

Patients Like Me网站的盈利模式并不是通过广告，而是与医药公司进行合作，以匿名的形式将患者的病情分析、治疗方法、遗传信息、生理特征信息甚至照片等信息出售给这些公司，为它们的研究工作提供相关的数据支持。

Patients Like Me网站最大的优势就是可以提供许多真实的数据资料，这是传统的医疗病历所不能达到的。网站根据患者的资料，将其进行分类，包括器官移植、HIV（人类免疫缺陷疾病）、精神疾病、多发性硬化、癫痫、慢性疲劳综合症及其他罕见病症等。网站会根据患者注册时候所填写的各种资料，包括病情、病史、健康情况等进行详细的分析，得出相关的数据图。

Patients Like Me网站在慢性病领域打破了传统的思路，与新技术结合，为患者提供了平等交流的平台，无论是对于患者，还是医药公司，都能够集中地获取更多的信息，为慢性病的诊治和相关药品的研发提供了帮助。

根据美国的相关报道，Patients Like Me网站在2014年与知名生物技术制药公司Genentech（基因泰克）达成了深度合作伙伴关系，基因泰克在未来的5年之内可以访问Patients Like Me网站的全部数据库。

Patients Like Me网站对于高级药物研究的价值最早体现在2010年。根据一家网站的数据，2010年有一些患者得了一种罕见的渐进性的致命的神经疾病，表明了当时正在研发的一种药物是无效的。这一结果与当年的一项学术研究结果相吻合。

在与基因泰克的合作过程中，Patients Like Me网站表明，患者的姓名、邮件地址等属于个人隐私的信息，是被保护的。基因泰克同Patients Like Me网站的此次合作，是合作范围最广的一次。创始人詹姆斯希望这些数据能够产生真正的科学价值，可以支持一线的医学研究，加速临床实验的进程。

在这些社交网站中，患者自发产生的有医疗功用的内容（Healthcare User Generated Content，简称HUGC）对固化慢性病已经产生了非常大的影响。尤其针对一些需要改变自己生活习惯来辅助治疗的固化慢性病，HUGC对患者的诊治与康复作用巨大，已经慢慢衍生出来很多业务。在美国，针对糖尿病的网络社群就慢慢衍生出来了，如DLIFE（乐活糖）网站。

DLIFE是专门为糖尿病患者打造的一个网站，为患者提供了有效的解决方案，以满足市场的巨大需求。DLIFE网站的创始人Steinberg（斯坦伯格）是一位营销人员兼企业家。在他的一生中，大多数的时光都在与糖尿病作斗争。为了掌握糖尿病的全部状况，他创办了DLIFE网站，希望为患者提供一站式的资源站点和社区服务。

DLIFE网站作为糖尿病患者的综合性媒体网络，可以协助患者及其家庭和处于危险边缘的人群与病魔作斗争，目前该网站的访问人数已经达到八千万人次。在2005年，DLIFE网站采用了以消费者为中心的方式来吸引糖尿病患者的参与。现在，DLIFE网站已经成为了领先的糖尿病资源站点，每个月的用户达到数百万，通过网站可以协助患者更好地了解自己的健康状况，指导他们的日常生活习惯，延长患者的寿命。DLIFE网站的医疗保健解决方案让用户可以通过DLIFE网站的互动平台来提高自助服务的质量。这是一个专用的内容套件和技术资产，获得了大众的认可，在临床实践领域更为明显，可以用来提高知识，自助行为和最终的结果。

DLIFE网站通过与医疗保健计划和医疗保健服务供应商展开合

作，获取收益和维持网站的运行。

由于互联网的信息开放性与高效性让"信息最不对称的医疗服务行业"的信息对称度提高的速度非常快，尤其是专业患者社交平台快速发酵，让"患者群+社交平台"形成一种力量，这种力量会成为医疗服务支付方（保险）和医疗服务供给方（医院等）的第三种力量，而这种力量未来很有可能取代医院和保险形成医疗服务行业的核心。其实这种力量的雏形已经开始显现。美国大型保险公司开始单独为慢性病，尤其是类似DLIFE网站附属的糖尿病群体定制保险品种。除此之外，美国大型药品零售商也开始为社交化的慢性病定制基于社区的落地服务，打造这种新型的医疗服务。

第五节　创新没那么昂贵

◆新技术不断影响着医疗服务行业

政策开发的同时，医疗上的新技术也正在不断推出，不断扩展着医疗服务行业中的从业人员的思维。这些新技术以基因诊断、远程会诊、干细胞、大数据等为代表，虽然距离大规模应用还有些时日，但其成为传统诊疗与康复技术的重要补充应该是指日可待的。聚焦患者诉求的办医者一定要关注新技术及其衍生出的新诊断或者治疗项目的探索、尝试与应用，并关注新技术带来的全新的商业模式。

第一，基因诊断技术。针对个人的基因诊断技术近些年成为国内临床尝试的一种全新诊疗方法，如果遇到无法测定病理的疑难杂症，医生在征得患者同意后，可进行个人基因诊断。国内有一些机构开始商业化运作基因诊断技术，但是真正领先一步的还是欧美，23 and Me（我的基因库）就是其中一例。

23 and Me是个人DNA检测领域最负盛名的公司，23 and Me 由谷歌（Google）联合创始人谢尔盖·布林的妻子 Wojcicki（武伊齐茨基）于2006 年参与创办。23 and Me除了简单地破译人体的一串密码之外，还对基因对于人体的影响进行了研究，包括某种疾病的患病风险率或者身体对治疗的反应等。并且，23 and Me并非将这些分析数据据为己有，而是开放了API（应用程序编程接口），让用户分享其研究结果。

这些基因研究数据可以与健康追踪器等其他先进的信息技术相结合，通过工程师和医生为患者制订符合个性习惯的诊疗方案，但是基因诊断技术无疑是符合医疗创新发展趋势的。

就目前来说，基因诊断技术已经是一项比较成熟的技术。在20世纪90年代，人类基因组计划就如火如荼地展开了，并且于2001年发布了草图。尽管基因诊断技术已经足够成熟，但应用的价格还是非常昂贵。笔者在某个项目做调研期间，在医院特需病区里对数十位患者进行了询问，这些高支付能力的客户对基因诊断技术还报以怀疑和恐惧的态度，渴望尝试的意愿非常低。他们怀疑的是基因诊断技术的可靠性与对诊断的可操作性。根据患者反馈可见，一方面，基因诊断技术在国内的宣传力度还不够；另一方面，患者本身就排斥这种基于长期诊断的依据。因此，在办医者的实际操作中，对于个人基因诊断项目一定要审慎。

第二，远程会诊模式。远程医疗被提出来很多年了，也一直是各大设备厂商极力推动的事情。但是，由于种种原因，一直没有形成规模，也没有找到成功的商业模式。随着互联网的发展与医院信息系统的建设，以及医生的信息交互习惯的改变（在生活中被频繁使用的移动互联网与社交平台所改变），针对疑难病例的远程会诊，甚至远期依赖机器人进行远程手术已经逐步显现。美国Intuitive Vinci（直觉天才）公司研发的"达芬奇医疗机器人"就是其中之一。

"达芬奇医疗机器人"由美国的Intuitive Vinci公司于20世纪90年代研制，该公司将先进的太空遥控机器手臂技术转化为临床应用，研制出医疗手术机器人，并命名为"Da Vin ci外科手术系统（达芬奇医疗机器人）"。目前，在美国有70%左右的根治膀胱切除术是通过机器人辅助完成的。

"达芬奇医疗机器人"的学名叫机器人辅助微创手术系统，这套手术系统包括四条机器手臂和一套内镜监视系统。在手术过程中，机器人可以用一条手臂把持摄像头，将患者腹底的情况播放给主刀医生，其余三条手臂可分别拿三种手术器械。机器人手臂非常灵活，可以到达医生手术时无法到达的盆腔深处，而且分离得更仔细，缝合得更准确。而内镜监视系统则是"达芬奇医疗机器人"的"透视眼"，这套系统通过双摄像头、双光源独立采集同步视频信号来提供放大6～10倍的三维立体的手术视野。

"达芬奇医疗机器人"具有非常明显的优势，不仅突破了人眼、人手的局限，而且突破了微创的极限，极大地减少了手术中人力的使用。机器人也是患者的福音，不仅可以使手术效果明显改善，术后并发症、手术创伤和失血明显减少，手术效果及美观性明显提高，而且可使手术适用范围得到一定程度的扩大。对于某些高龄患者及高危患者，通过机器人手术可规避开放手术带来的创伤。

"达芬奇医疗机器人"目前价值为2200万元，中国有11台，其中部队医院7台、地方医院4台。2007年，北京301医院引进国内第一台"达芬奇医疗机器人"，用于心胸外科、泌尿外科手术。第二台在2009年由306医院引进，用于肝胆外科手术。之后上海瑞金医院、南京军区总医院、北京协和医院、中国人民解放军第二炮兵总医院、第三军医大学西南医院、上海复旦大学附属中山医院等全国知名医院先后引进"达芬奇医疗机器人"。

目前远程会诊的技术与系统都是非常成熟的，但是过去由于行医习惯等因素，没有形成规模。从患者洞察可以明晰，中国大部分患者及其家属愿意为专家会诊意见付费。

各国的患者洞察是不同的。美国患者去医院诊疗，首先关注医院，其次关注医生。因此，美国的医院尤其是一些高等级综合性医院，拥有很多新加坡的专家，患者去医院诊疗，首先关注的是这些专家。因此，我们发现新加坡出现了类似"医疗Mall"的医院，就是因为医生的品牌和影响力。但是在中国，患者既关注医院又关注医生。笔者经常会接到亲友电话，指名道姓要某大医院的门诊号。有的时候，你会看到，一个患者在心仪的医院，看了心仪的专家，虽然就医体验不好，但是走出来都带着一种满足感。

第三，干细胞技术。虽然干细胞技术及其附属的转化医学技术在国内外均处于临床探索阶段，但是其对某些遗传病和疑难疾病的治疗确实有所功用。未来干细胞及转化医学技术应该成为医疗技术里不可缺少一部分。但在短期内，由于高昂的治疗成本、较大的手术风险等原因，使这种技术及以其为核心的产品不可能成为医疗服务诊疗的主流技术。与此同时，这个技术一定会通过一系列探索，帮助非疑难疾病患者达到更好的"乐活"水平等方式，成就若干家新锐、成功的干细胞技术公司。

干细胞是具有自我复制和多向分化潜能的原始细胞，是机体的起源细胞，是形成人体各种组织器官的原始细胞。在一定条件下，它可以分化成多种功能细胞或组织器官，医学界称其为"万用细胞"。在美国权威杂志《科学》推举的"21世纪最重要的10项科学研究成果"中，"人类干细胞研究"被列为首位。由此可见，干细胞市场发展潜力巨大。

美国的Osiris（欧西里斯）公司是推动干细胞药物领域市场化的先驱。Osiris公司位于美国马里兰州，是一家从事干细胞药物研制和干细胞治疗技术的高科技公司。该公司主要致力于开发和推广治疗非处方间充质干细胞药物，比如器官移植后排异反应症和各类心血管疾病在内的多种疾病的药物，同时致力于加速干细胞生物外科治疗业务的市场化。该公司推出的（伯如凯茂）干细胞药物在2012年获得加拿大卫生部批准上市之后，已经在6个国家获得了批准，进行市场销售。从干细胞药物快速进入发达国家市场的情况来看，干细胞药物的发展前景极其广阔，市场需求极大。

Osiris公司自2007年在纳斯达克上市以来，股票以10%左右的涨幅不断上涨，最高达到150%。近年来，全球干细胞治疗技术快速发展。临床级干细胞治疗产业的发展具有非同寻常的社会意义和不可估量的经济效益。根据美国食品药物监督管理局批准的相关产品的实际销售额情况，研究人员估算了2008—2014年临床级细胞治疗产业的市场情况，在不到十年的时间其已经从几百万美元发展到10亿美元，到2014年，该数值将达到51亿美元。

这些情况表明，干细胞治疗技术的广泛应用已经不可避免，为数众多的相关临床试验正在展开并得到众多患者的强烈支持，干细胞治疗的时代已经到来。

第四，大数据。大数据是一种技术，是一种模式，更是一种思维。这种基于海量数据的筛选、比对与评估的技术，如果配合循证医学思维，将会是医疗健康产业的全新思路。比如，以传统方式研制新药，首先要研究病理，然后研发新药来符合此种病理，再通过规模化临床试验（非海量），最后通过相关机构检测，上市销售。未来如果大数据的基础设施铺设完毕，是否可以更快地研究病理和研发，是否可以进行更大规模的临床（临床成本降低）？更加大胆一点设想，如果A药加B药通过海量日常反馈可以治疗C种常见病，是否可以跳过病理阶段，直接用于临床。这些问题回答都依赖于医疗行业与大数据技术的结合，办医者与患者都拭目以待。

在2009年，甲型H1N1流感流行之前，最先预测到这种病毒爆发的不是世界卫生组织，或者美国的疾病控制与预防中心，而是互联网巨头——谷歌公司。

甲型H1N1病毒是一种结合了禽流感和猪流感病毒特点的新型病毒，传播的速度非常快。在能有效地控制病毒的疫苗还没有研制出来之前，只有通过减慢它的传播速度来降低危害的范围。但是，要做到这点就必须先找到流感源的位置。由于传统的疾病控制和预防都是通过对医院数据的采集和分析来得出的，而人们往往是在病情已经很严重的情况下才会选择去医院，这样就会导致疾病预测的时间要有两周左右的延迟。对于传播飞速的H1N1来说，这种信息滞后的后果将是致命的。

互联网巨头谷歌公司的工程师们在《自然》杂志上发表了一篇引人注目的论文，论文中解释了谷歌为什么能够预测冬季流感的传播，是因为谷歌保存了多年来所有的搜索记录，而且每天都会收到来自全球超过30亿条的搜索指令，如此庞大的数据资源足以支撑和帮助谷歌完成这项工作。谷歌不仅能够预测疾病在全美国范围的传播，而且可以具体到特定的地区和州。

谷歌的工程师们通过人们在网上检索的词条辨别出其是否感染了流感后，把5000万条美国人最频繁检索的词条和美国疾控中心在2003—2008年季节性流感传播时期的数据进行了比较。虽然谷歌公司的员工猜测，特定的检索词条是为了在网络上得到关于流感的信息，如"哪些是治疗咳嗽和发热的药物"，但是找出这些词条并不是重点，他们也不知道哪些词条更重要，更关键的是，他们建立的系统并不依赖于这样的语义理解。

他们设立的这个系统唯一关注的就是特定检索词条的频繁使用与流感在时间和空间上的传播之间的联系。谷歌公司为了测试这些检索词条，总共处理了4.5亿个不同的数字模型。将得出的预测与2007年、2008年美国疾控中心记录的实际流感病例进行对比后，谷歌的工程师发现，他们的软件发现了45条检索词条的组合，一旦将它们用于一个数学模型，他们的预测与官方数据的相关性将高达97%。和疾控中心一样，他们也能判断出流感是从哪里传播出来的，而且他们的判断非常及时，不会像疾控中心一样要在流感爆发一两周之后才可以做到。

基于此，谷歌对于2009年甲型H1N1流感爆发的预测更加有效和及时。这让公共卫生机构的官员获得了非常有价值的数据信息。这就是大数据的特点。而实际上，在谷歌之前，也有许多的公司做过类似的预测工作，但是均不成功，因为他们掌握的数据量不足够庞大。谷歌通过对海量数据进行分析，获得有巨大价值的产品和服务，或深刻的洞见。基于这样的技术理念和数据储备的概念，可以通过大数据的运用来辅助疾病的诊治和流行性传染病的预防，无疑是医学和信息领域的一次重要融合。

◆ 医疗新技术是"价格陷阱"

当你听到英特尔推出一款全新的处理器，你一定知道未来你的办公解决方案必然更加便宜了。但是当你听到某公司推出一个全新的介入器械，你的第一反应是未来这种医疗解决方案是更贵还是更便宜了？一定是更昂贵了。这点从各个国家的医疗与卫生支出就可以明晰地看出来。

亚太经合组织（Asia-Pacific Economic Cooperation，简称APEC）在2007年7月发布的报告中称，医疗卫生支出的增长继续高于经济增速。在过去的25年，多数国家的医疗支出占国民收入的比例都提高了近一倍。1990—2005年，人均实际医疗卫生支出增长逾80%，高于人均国内生产总值37%的增幅。

这种情况在美国、英国和中国都得到了证实。美国健康与人力服务部公布的数据显示，2010年美国医保支出增长3.9%，达到2.6万亿美元，人均8402美元。在2013年，中国医疗卫生支出占财政支出的比例达12.5%左右。近四年来，中国对医疗卫生的投入比例从4.4%提高到了5.7%。

上面提到都是医疗新技术，和其他行业新技术一样，都来自创新，都是为了推动行业发展与进步，但带给消费者感受的差距却如此之大。是因为行业特殊性，还是因为行业内利益纠葛或是其他原因？其中一个重要的原因就是思路太"高大上"，未来医疗行业在层出不穷地推出这些日新月异的新技术的时候，可以采取一种"颠覆式创新"的思路。

◆办医者更需要实践颠覆式创新

中国是发展中国家，底子薄、需求多。虽然在多元办医中，压抑的高端需求很容易被引爆，但是更多的中端需求才是一个巨大的市场。这个市场更需要引入颠覆创新的思维。如何利用新的技术和新的模式把传统的就医流程简化，把传统诊断与治疗成本降低，对办医者非常重要，尤其是针对公立医院改制与企业医院转制的医院投资项目。这些项目涉及的标的医院，由于管理技能、体制机制等原因，导致了缺乏颠覆式创新的土壤，甚至连现代化管理模式都没有。因此，办医者在进行投资和投后管理的过程中，就要把颠覆式创新的思维和案例通过培训和活动不停地进行宣传，这样会慢慢形成文化的氛围和创新的土壤。

在医院业务里，办医者刚接触颠覆式创新时，认为它一定是个巨大的、全员性质的变革。其实这是一个误区。颠覆式创新在笔者的实践来看，很多都是基于科室与科室具体诊疗项目与产品上的，都属于微创新的范畴。

微创新是移动互联网时代的全新词汇，其实是从软件开发中的迭代式创新衍生出来的。医院业务微创新也符合互联网的一些思维，也要从小处着眼，贴近用户的核心诉求；也要快速出击，不断试错。另外，微创新一定要聚焦、专注，不一定把面做得多宽，也并不意味着能一招解决医院运营的问题。微创新需要持续不断地找寻患者的诉求点即价值点，不断优化自己的就医流程、诊断体验、服务技能等。

在印度，最大的眼科医院是Aravind（亚拉文）眼科诊所，该医院是由退休的眼科医生G.Venkataswamy（文卡塔沃米医生）于1976年创办的。2003年，Aravind成为世界上完成白内障手术最多的医院。2010年4月，它又因为在医疗卫生行业的突出贡献而在美国加州获得希尔顿人道主义奖章。

尤其令人惊讶的是，Aravind的快速发展完全没有依赖外部援助，其优良的财务状况是建立在近60%的门诊病人是低收费或免费基础上的。在全球各国都在为医疗服务的高成本和低效率而大伤脑筋的今天，Aravind眼科医院可以说是创造了医疗服务领域的奇迹。这个奇迹的创造就借助了微创新的模式。

Aravind眼科诊所从麦当劳的流水线操作中获取了经营的灵感和思路。麦当劳的"装配线"模式让它可以凭借低廉的成本为海量的顾客提供标准化的优质食品和服务。眼科护理与治疗中典型性的程序化特点与麦当劳的生产流水线非常相似，眼科的服务也是程序化和标准化的。Aravind眼科诊所通过对眼科患者诊治流程的标准化和程序化的创新，打造了其规模效益，也让医生得到了更多的临床机会和经验的积累，从而形成了良性的循环。

颠覆式创新真正"花小钱，治大病"，真正让办医者从患者洞察和患者核心价值主张出发，垂直切割，把一切没有价值的都砍掉，浪费的都节约，这种办法在中国可避免新技术为医疗服务带来的价格陷阱。

颠覆创新的另一个理念就是垂直切割的理念，7天连锁酒店是践行蓝海理论"垂直切割"落地的一个案例。7天连锁酒店的价格比竞争对手要低，比如如家快捷酒店，但是它的毛利和纯利比如家高很多。7天连锁酒店是如何做到的呢？7天连锁酒店的房价比如家每天便宜20～30元，以年轻客户的实际需求为导向，"勇敢地""创新地"降低和消减了一些设施和服务，比如没有吹风机、没有送餐服务、房间变小了、把自助早餐变成标准化早餐，但是本着"睡个好觉、洗个好澡、上个好网"的口号，提高了大床舒适度和隔音设备以及卫浴水准等。

在投资（固定）成本上，7天连锁酒店做得很到位；如果仅此而已，它无法吸引笔者的关注，更令人兴奋的是，它用一套方法让其他成本（包括管理成本和营销成本）大幅度低于竞争对手。

其实如同7天连锁酒店一样，医院里的生活类业务，比如食堂、超市、停车场、浆洗等服务都可以借鉴这种颠覆式创新的理论。华西医院等在食堂运营问题上，率先进行了颠覆式创新，把原来经常抱怨的食堂业务，变成工厂化运营的流水线业务。在一定程度上满足了患者及家属的基本诉求，而且把用餐价格降了下来，提高了满意度。

小　结

　　办医者无论以前有没有从事过医疗行业，都没有关系，因为行业全新，只要心中有患者，足够勤奋，拥有快速学习能力就成。摆正这个心态之后，应该从大处着眼，从小处着手。"大"指的是办医者要跳出"患者与患者家属"的身份，站在以医院业务为中心的角度来设置战略和布局；"小"指的是办医者一定要关注细微的新技术、新模式、新项目，并把这些应用到医院微创新当中去。

　　办医者应该非常明晰每个旗帜性文件的大概内容与意义，这个是团队基本的知识储备。对内可以形成同一种语言，少费些嘴皮子；对外可以形成项目攻关的武器。在这点上不下点功夫，不是合格的办医者，至少不够格做项目经理或者负责人。

　　由于中国医疗行业的开放，伴随着移动互联网在中国的大规模兴起、社交网络的星火蔓延，这就要求办医者不仅要将传统改革成现代的，把医院需要补的管理课和服务课等尽快通过培训、体制改变、活动、文化重塑等一系列方式，"连拉带扯"补上来；而且要关注"85后"、"90后"这些伴随着PC（个人电脑）时代和互联网时代成长起来的年轻人，因为未来他们是医疗服务市场的重要消费群体。

颠覆式创新不是凭空的理论说教，而是观察出来的，是干出来的。国内颠覆式创新例子不多，但也有如武汉亚洲心血管医院的流程再造这样的典型案例。为了做好门诊的投资，笔者在星巴克喝咖啡的时候会经常观察其流程，从点餐到标注杯子，再到制作，以及不同场景的标准用语等。这导致本来不喝咖啡的笔者，在星巴克一年内消费额度就达到500个星星的数量。

最后，如果办医者想做成事业，可以用一句俗语概括，那就是"别把自己太当回事，别把患者不当回事"。

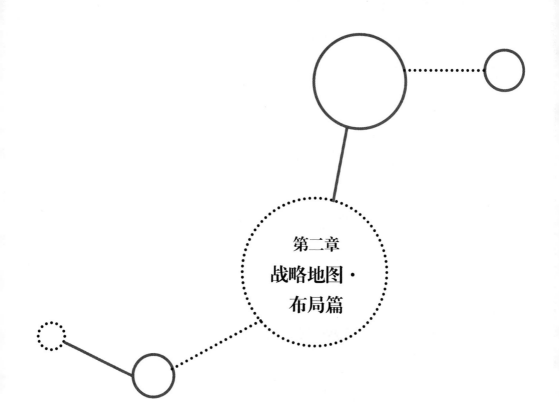

第二章
战略地图·
布局篇

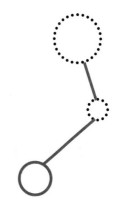

第一节 医院全景图

◆ 医院的服务业属性及全景图的意义

医院是为消费者直接提供健康服务的行业，属于服务业。医院与传统的工业产品制造商有着明显的区分，它不是依靠高专利、建厂房、造流程、有团队、定策略就能简单完成的。与工业系统的全流程标准化的核心相比，医院有着更多的服务属性。

从患者的角度来看，医院是为其提供服务和帮助的服务业。根据达闻通用市场研究有限公司的研究数据，在患者之中，年轻人对医院的评价要明显低于年长者。即使是在相同的医护人员提供相同服务的情况下，年轻人也会有较多的不满。这种对于医院评价的差异来源于对医院提供医疗服务的对比上。相对于年轻人，年长者经历过更多医院的服务，随着医院管理和服务的提升，年长者感受到了医院的改变。而年轻人由于缺乏医院看病的经历，对于医院的不满主要是来自于与其他行业的服务态度和其他相关方面的对比。简单理解，年长者是根据时间做的纵向比较，而年轻人是同一时期不同行业的横向比较。与银行、电信等行业相比，医院所提供的服务还存在较大的差距。

无论医院对于自己的行业属性如何定位，消费者也就是患者已经将其与其他的服务行业划入了统一的类别——服务业。

从医院所提供的产品和服务的属性来看，医院也属于服务业。医院所提供的产品是为了满足消费者不同的健康和医疗需求的服务，属于一种特殊的服务业。从目前社会经济的发展来看，人们对于健康和医疗卫生的要求越来越高，对于身体健康的关注也日益增强，由此赋予了医院更多的职责和使命。人们对于医院的理解已不仅仅是看病治病的地方，还有更高的精神层面的需求和满足，比如热情的态度、尊重患者的感受等。社会需求的改变要求医院能够为患者提供一个功能更加健全、配套更加完善、品质更加优秀、服务更加一流的就医环境。

从国家对于医院健康服务业概念的界定，可以确定医院服务业的属性。为了进一步巩固和扩大医药卫生体制改革的成效，进一步改善民生问题，新一届政府在2013年10月出台了《关于促进健康服务业发展的若干意见》。文件明确界定了健康服务业的范围包括了医疗服务、健康管理、健康保险、药品、医疗器械、保健用品、保健食品、健身产品等。文件体现出政府是将医院的医疗服务作为服务业的范畴加以规范。

同时，政府在《关于促进健康服务业发展的若干意见》中明确了今后一定时期内健康服务业的主要任务，包括了加快形成多元办医格局、落实鼓励社会办医的各项优惠政策、优化医疗服务资源配置、促进优质资源向贫困地区和农村延伸以及推动发展专业规范的护理服务等内容。

明确了医院的服务属性之后，就需要了解服务业较突出的特点以及面临的主要问题。任何行业都有其自身的特点和突出的矛盾，服务业自然也不例外。

标准化与个性化的冲突

医院隶属于服务业，就拥有服务业固有的特点，即"标准化与个性化的冲突与平衡"。比如你去星巴克买个"咸牛三明治"，附带要杯热水。在一般情况下，你会拿到一杯马克杯装的热开水。尽管热开水不在星巴克的销售目录上，也不在（星巴克服务员）的工作任务中，但这符合服务业注重"个性诉求"的特征。但是，如果有人去星巴克，扔下一叠百元大钞，点个番茄炒蛋，"星巴克伙伴"一定会叫保安把此人架出去。

回到医院业务，比如在医院的病区里，患者拉住一名护士，询问她拍B超怎么走。护士会详细描述影像科的位置；若患者还是没有理解，护士在没有重大或者紧急诊疗工作的情况下，应带着患者到影像科。绝大多数的医院没有把"指路"放在自己的标准化作业流程中，但是这种情形每天都会发生。如果医院加入了"指路"流程，那么就是在不损害自身明确定位的基础上，满足了患者的个性化要求。

但是，如果女性患者在公立医院进行子宫肌瘤的手术，麻醉后，在未推入手术室的空档期，由于自身诉求，患者希望把衣服穿起来，这个时候护士是必须阻止的。这个标准化与个性化的冲突无法平衡，是因为其冲突破坏了此公立医院"高效运营"的明确的自身定位，即不能因为患者的一点不舒服，而让"脱、穿衣服"把整个手术流程的效率拉低。

显然，星巴克的热开水和护士的指路属于合理的个性化，因而消费者得到了相应的服务；而番茄炒蛋和脱、穿衣服属于有碍流程和标准化的个性需求，进而遭到拒绝。

了解星巴克标准服务的人肯定会清楚，在不影响其标准服务的前提下，星巴克提供了更多的额外服务，包括24小时营业服务和免费的Wifi（无线网络）服务，这些服务有助于提升品牌竞争力。同样作为服务业的医院也了解到额外服务的优势，于是出现了华西医院的老年、特约门诊护理的服务。这个医院为了帮助老年患者，让其得到更加优质的护理服务，提供了电话随访、健康宣教、发放宣传资料、上门送温暖等多种形式的额外服务，得到了患者及家属的认可和好评。

切实了解了标准化和个性化的关系之后，相信医院的办医者完全可以做到个性化为标准化服务，通过个性化的医疗服务提升消费者的满意度和认可度。

医院提供的是技术密集型服务

医疗服务的目标是对患者"救死扶伤，祛病乐活"，它涉及患者最基础的生命健康范畴，因此它原则上不允许人为的错误出现。与此同时它所承载的技术要求又比较高，比如一个病毒性感冒的体外试剂诊断结果，若医生没有九年寒窗苦读与三年以上临床实践，绝对没有信心下一个"十数字"的诊断意见。这又说明医疗服务是技术密集型的高端服务业。

技术密集型产业是指在生产过程中，对技术和智力要素的依赖大大超过其他生产要素的产业。这类产业的特点是设备、生产工艺建立在先进的科学技术基础上，资源消耗低；科技人员在职工中所占比重较大，劳动生产率高；产品技术性能复杂，更新换代迅速。以此标准衡量，医疗行业毋庸置疑属于技术密集型服务业的范畴。

随着科技的进步和发展，医疗技术也是突飞猛进，诊病治疗的手段也是日新月异，今天的先进可能很快就成为明天的落后。医院作为技术密集型产业，要想保持技术优势，就必须重视和推进医院的科学技术发展。

而在考虑医院技术和设备先进性的同时，还需要更多地利用先进的科技满足消费者对于医院安全性的需求。作为特殊的服务业，医疗服务与消费者的生命紧密相连，因此医院的安全性是消费者最为关注的问题。医院应该通过先进的科技为消费者提供良好的安全保障，对每一个诊疗环节的安全性加以考虑，比如在使用救护车进行急救服务的时候，安排一位医务人员在车内，以及利用网络进行手术视频的直播和监控等。

通过以上的特点可以得出这样的结论：医院是一个技术密集

型的单位，需要脑力劳动、体力劳动和情感因素三者相互结合。技术、情感是医院服务好消费者最重要的两个因素，而满足这些条件的纽带就是先进的科学技术，并且让医护人员树立良好的服务意识。医护人员的情感直接影响着对患者的服务和患者自身的体会。

综上，进入医疗服务行业前需要做好一定的思想准备，"前面要看患者的脸色，回头要盯业务的风险，时刻准备拼刀子"，为的是抢人才、抢项目、抢额度。这些看似令人头大的业务，确实需要有效的工具，让办医者与团队、项目方、资金方都可以进行有效的沟通。正是基于此，笔者和李耀先生绘制了这幅医院全景图（见图2-1），目的就是为团队内部与外部提供一个沟通的渠道。

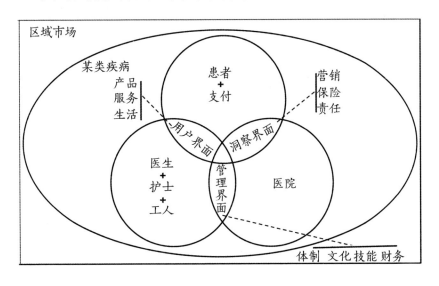

图2-1　医院全景图

为了更加透彻地了解这幅医院全景图，我们需要进行逐层解析。

◆区域市场

医疗服务业务简单理解就是为老百姓看病，是一个属地化很强的业务。就患者而言，一般头疼脑热的小病，选择附近的社区医院就可以解决。如果是严重的疾病，绝大多数人也会选择2小时车程范围内的医院。当然，如果进入一家医院后，医疗条件不足以满足诊疗要求，患者则会去更远（超过2小时车程）的医院，不过这属于转诊网络范畴。因此，医疗服务市场是一个区域化的市场。

说到医疗服务的区域性，就涉及社区医院的概念。社区医院的概念来自欧美，这些发达国家的医疗系统由诊所、社区医院、教学医院这三级医疗机构构成。在疾病防治方面，社区医院发挥着很重要的作用。

在美国，医院总数为6000多家，其中社区医院有5000多家，约占医院总数的80%，拥有床位数约占总床位数的83%。除了社区医院，其他的主要是像哈佛、斯坦福和约翰·霍普金斯这样的大学教学医院。在激烈的竞争中，美国的社区医院主要通过环境和服务来吸引患者，并且社区医院的医生基本上都是开业的家庭医生，他们有自己开业的门诊，同时也在社区医院做兼职。因此，社区医院的医疗费用通常要比教学医院低一点，而社区医院医生的专业水平并不低。所有医学院的毕业生都要经过统一上岗培训，考取医师执照，因此不存在小医院医生技术不如大医院医生的情况。

与大医院相比，社区医院最大的优势在于路程近、服务半径小。在国内，深圳市西乡人民医院就充分利用"缩小服务半径"的理念解决患者看病难的问题。他们在人群集中的大型社区兴办健康服务中心之后，再配备一级医疗机构——社区综合门诊部，把社区健康服务中心没有能力治疗的患者，转诊到社区综合门诊部，给予进一步的检查、治疗。这样，群众求医看病就可以"节省一半路程"，节省一部分费用，对很多人来说甚至不用请假、不会误工，也就不会因此而减少收入。这种做法在在很大程度上解决了基层群众的"看病难、看病贵"的问题。

◆某类疾病

从目前国内的医疗现状来看，规模和水平如北京协和医院、中山大学附属第一医院、上海交通大学医学院附属瑞金医院、四川大学华西医院等全学科、医教研一体化的超大型综合类高等医院在中国屈指可数，其他医院尤其是多元办医涉足的医院都是解决一类或者几类疾病。因此，我们在第二层就疾病的品类进行了清晰的界定，比如基础全科、妇产、儿童等。从办医者的角度来看，专注于某一个或者几个学科领域，开办专业性较强的医院是具有较大的可操作性的。并且，此种类型的医疗机构在近些年已经得到了快速的发展，比如佳美口腔、爱尔眼科等。

　　和大型综合医院相比，针对某类疾病的专科型医院具有其独有的优势。首先这类医疗机构开设的位置多为该城市的中心城区，多选择在金融中心、繁华地段及高档商业住宅小区内。这样会更加方便人们的就医，缩短了患者就诊的路程。

　　这类专科型医院除了诊疗范围的界定之外，采取的经营模式也是其在激烈的竞争中立于不败之地的原因之一。佳美口腔是国内第一个采用国际连锁经营模式的口腔医疗企业，2009年荣获年度最佳医疗服务连锁机构奖。2010年，佳美口腔成为哈佛大学年度商业案例，是国内口腔医疗行业第一个登上哈佛大学讲堂的中国民营企业。

　　专业型医疗机构最为突出的优势还是"一切以患者为中心"的服务理念，推行人性化服务。比如佳美口腔私人会所式优雅的诊疗环境，给人宾至如归般的温馨；全天候口腔健康咨询服务，如同您的私人牙医。

　　相比佳美口腔，爱尔眼科最为突出的取胜法宝则是"三级连锁"的商业模式。爱尔公司把临床及科研能力最强的上海爱尔眼科医院作为一级医院，定位为公司的技术中心和疑难眼病患者的会诊中心，并对二级医院进行技术支持；把具有一定规模和较强临床能力、位于省会城市的连锁医院作为二级医院，定位为着力开展全眼科服务、代表省级水平的疑难眼病会诊中心，并对三级医院提供技术支持；把建立在地市级城市的医院作为三级医院，侧重于眼视光及常见眼科疾病的诊疗服务，疑难眼病患者可输送到上级医院就诊。

目前中国的眼科医疗属于"全国分散、地区集中"的格局，这种"三级连锁"的商业模式恰恰通过下属各连锁医院的科学定位、相互促进、相互支撑，实现了患者在连锁医院间的相互转诊以及医疗技术资源在体系内的顺畅流动。任何的连锁医院都可以依托一级医院的资源优势，参与当地的市场竞争，从而占据最为有利的地位，同时保证每一位患者即使在三级医院中也能享受到高水准、多层次的眼科医疗增值服务。

◆患者+支付

从医院全景图可以看到，"患者"在第一个圆圈里，可见它的重要性。"患者至上"在前些年集体学习欧美医疗榜样之后，逐渐成为业界的流行词汇。但是，作为办医者则必须知道它不只是时髦用语，而是多元办医的源泉。

患者受够了挂号要托关系、找熟人；受够了护士办事甩脸子、说话尖酸；受够了走廊里墙角脏，还要挤加床。他们渴望些跟以往不同的东西，这就是差异化诉求，这就是市场推动。因此，多元办医者想存活下来，必须要把"患者至上"当成自身的标准，当做办医的金线。

支付在第一个圆圈里，紧跟患者，是因为支付和患者是密不可分的，这是由医疗服务这个行业的特性决定的。这个行业绝大多数的支付方，即付钱的人，都不是患者本身，而是各种形式的保险机构。这些保险机构由于掌握大量支付资金，肩负审核义务，在这个行业拥有相当大的话语权，因此支付成为第一个圆圈中不可缺少的因素。

正确认识患者和支付之间的相互关系，有利于办医者正确把握经营策略。在大多数情况下，患者会跟着支付走。比如一个普通居民，得了稍微严重的疾病，面对可以医保报销和不能医保报销的两家就近医院，他会首选可以医保报销的医院。与此同时，在有些情况下，支付跟着患者走。比如北京和睦家医院（以下简称和睦家）这所高端医疗服务机构，由于一些高支付能力的患者就医频繁，逐渐地，一些高端健康险机构就和和睦家签约，方便自身的保险客户。未来随着市场的推动，这种案例会越来越多。

和睦家创立的初衷也在于，为国内外籍客户或者国内高端客户提供更优质的医疗服务。围绕着和睦家的客户群定位的收费和服务模式，主要是针对在中国居住的外国人或者高端人士。这些人购买了海外医疗保险或境内高端险种，他们在中国的医疗费用大部分是由保险公司支付的，所以他们并不在意价格的高低，而更看重服务。由此，国外医院患者至上的就诊流程和体制就备受青睐。这也吸引了相应的高端医疗保险机构与之合作。

◆医生+护士+工人

在第二个圆圈里，包括了绝大多数直接面对患者的工作人员。根据管理的需要，医院设置了不同岗位，每个工作人员也拥有不同权责，我们称他们为医务工作者。

从面对患者时的职责、场景与所拥有的技能出发，可以将医院的工作人员分为三大类：医生、护士、员工。

首先是医生，他们主要为患者提供诊断与治疗等劳务性工作，工作的区域是门诊区域与手术区域，还有一部分时间在病区。他们必须拥有对应自身工作的医疗技能。临床主治医师先要在科室主要领导和主任医师的指导下，负责本科一定范围的医疗、教学、科研、预防工作；接着是对患者的诊断，包括查房、掌握患者的病情变化、及时处理和汇报特殊问题等。除此之外，医生对于新医疗技术的学习和掌握也是非常重要的一部分内容，同时还要担任临床教学、指导实习医师的工作等。

其次是护士，他们主要从事为患者提供护理等劳务性工作，工作的区域是病区，还有一部分在门诊等诊疗区域里。护理技能与沟通技能是工作必需的。护士的职责包括了器械的消毒和开诊的准备工作，协助医生对患者进行相关的处置，观察患者的病情，做好消毒隔离工作，领取并保管好药品、器材和相关物品等。

最后是员工，他们主要为临床科室提供支撑或者为患者提供生活与后勤保障。

完善这三类人员的职责，有助于提高工作效率，降低办医成本，并且最为根本的是可以保证患者的基本用药安全。在人员和流程的管理上，超过99%的美国医院已经使用了自动化系统管理。在美国，医院病床数300张以上的都算大医院，但在中国，一个大医院动辄就是两三千张病床，但管理上仍然远未达到自动化的程度。欧美国家大医院的理念是可以高效地处理患者的就诊，缩短时间，通过自动化的程序完成就诊，这与中国的大医院的理念有着很大的差异。

◆ 医院

第三个圆圈指的是医院这个主体以及承担这个主体主要责任的医院管理层。这个主体承载了一个机构建立的品牌、获得的资质以及拥有的资源。但在实际操作层面，以院长为首的医院管理层对内、对外都代表着这个主体。

在市场经济不断完善和发展的今天，伴随着医疗卫生体制改革的不断深入，医院经营管理的水平越来越多地影响着医院的生存、稳定和发展。医院管理层工作的根本目的在于提高医院的医疗服务水平，以稳定和提高整体经济效益。医院内部要努力形成有序的竞争和约束机制，做到人、财、物等资源的合理配置和优化。由此可见，医院管理层的核心工作是要为实现医院的经营目标而制定一系列的政策和规范，并监督和完善医院的各项管理工作。

医院的管理层只有通过完善内部组织机构、明确工作职能、优化绩效考核方式；外部树立良好的医院形象、宣传医院文化，才能做到真正为患者服务，吸引患者就医，最终达到提高医疗服务质量、降低医院各项成本，在医疗市场竞争中立于不败之地的目的。

◆ 洞察界面

患者与医院交汇成"患者洞察界面"，它包括三部分：营销、保险、责任。

第一部分就是营销。医院营销的目的是通过一系列必要的活动将医院的医疗技术和特色服务有计划、有组织地告知患者和潜在患者。营销是为了配合医院的整体目标进行的，核心在于解决患者和潜在患者对医院的信任度问题。营销包括两部分：一部分面向服务对象，包括对患者及家属；另一部分面向实际操作层面，包括转诊医生与职业转诊者。（战略地图·投后篇章节有专题探讨）

医院的营销应该着眼于五个方面，分别是品牌、技术、人才、服务、诚信。患者和家属对医院的选择，通常都是根据其社会知名度和良好的口碑。品牌营销是医院营销最为重要的着眼点。医院作为特殊的服务业，其技术含量的高低对患者的吸引程度有着很大的影响，因此医院要把高、精、尖的技术通过营销的方式告知患者和家属。患者在就诊的时候，更多的是选择名医专家，医院如果能够打造一批有一定社会知名度的名医专家也是一种很好的营销方式。医院可以通过学习交流会、讲座、社区服务等形式，让医院的名医专家近距离地与患者接触，得到他们的认可。在技术水平相差无几的情况下，医院之间的竞争更多地体现在服务的差异上。服务是患者在医院诊疗过程的延伸，直接关系到患者对服务满意度的高低，良好的服务也可以成为医院发展的助推器。以上四个方面的营销都离不开诚信的原则。由于近些年医疗行业的一些不规范的行为，医院诚信度普遍降低，因此，做好医院的诚信营销也将是改善医院经营、促进发展的良好策略。

营销的方式灵活多样，只要是百姓喜闻乐见，又能很好地宣传医院信誉的方式都可以采用。目前，比较普遍的营销方式包括公益营销、渠道营销、整合营销、口碑营销、文化营销、事件营销、专家营销等。

第二部分就是保险。这里涉及保险种类、敞口以及支付方式。按照保险所承担的社会机构的区别来分类，医疗保险包括国家性质的医疗保险和商业性医疗保险。国家性质的医疗保险分为新农合医疗保险、城镇职工（含离退休人员）医疗保险、城镇居民医疗保险。商业医疗保险分为报销型医疗保险和赔偿型医疗保险。

保险管理的机构、种类不同，其与医院衔接的环节也有着很大的差别。做好保险与医院业务流程上的顺畅衔接，确保快速地支付和报销，有助于提升医院的管理和效益。

第三部分就是责任。好的医院之所以百年基业长青、永续经营，主要原因是它承担了社会责任，包括公共卫生责任与慈善等企业社会责任。医院的责任绝不仅仅是狭义理解为上山下乡、义诊体检、便民服务、保健宣传等，而是要建立其社会形象，有一定的社会目标，这个目标更多地体现在医院的诚信服务上。

责任是医院竞争的资本，责任与诚信紧密相连，互相影响。一个责任感缺失的医院，其社会诚信度也必然会下降，从而带来一系列的负面效应，最终影响医院的经营和发展。因此，医院要不断地强化自己的社会责任，以巩固和提高医院的社会地位，获得长远的竞争力。医院的责任不是额外增加服务和行为，而是文化的延伸和扩展，责任不仅与医院的正常经营不冲突，反而会促进医院的经营。责任可以帮助医院赢得社会的信任和支持，树立良好的公众形象，从而带来一定的经济效益和社会效益。因此，责任是医院服务的有机组成部分，是必不可少的内容。

◆用户界面

患者与医生等交汇成"用户界面"，它包括三部分：产品、服务、生活。

第一部分是产品。这个产品不是传统意义上工业制品，而是包括针对某种疾病的诊疗全过程的劳务给予、材料使用、设备损耗等。

第二部分是服务。主要是护士在病区对患者在诊疗与康复期间的护理等劳务。

第三部分是生活。它经常被人忽视，但是作为提供差异化服务的多元办医主体，应该对这一部分给予十二分的重视。根据经验，患者一人住院，医院平均承载至少两人的吃、穿、住、行，再加上医院自身人员的吃、穿、住、行。这些并不是过去医院管理思维中"后勤"的概念所能全部涵盖的。

◆管理界面

办医者对业务的关注主要体现在四个方面：机制、文化、技能、财物。

第一是机制。它主要包括组织架构、权责分配、激励机制、薪酬体系，项目审批。第二是文化。医院业务是通过人面对人完成的，如果医院文化是灰色的，何谈患者至上，何谈超级服务。第三是技能。它包括招聘、培训、工作职责细化、增量技能给予（管理技能与服务技能）。第四是财务。它包括库存控制、项目支撑、资金归集等。

作为全景图,这是只是构架,如果继续扩展,可形成图2-2。

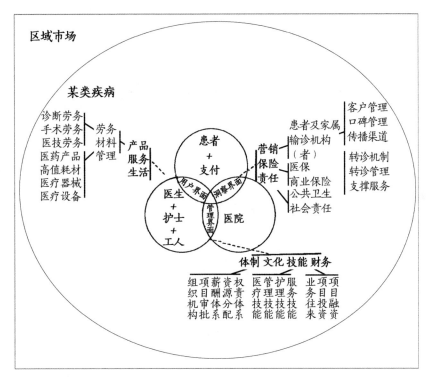

图2-2 医院全景扩展图

全景图展现的事务、人员与资本的关系以及逐层解析,可供办医者及其团队进行战略制定、项目评估与业务梳理,等等。团队可在不同项目、不同阶段对此图进行扩展。

第二节　医院分类图解析

◆餐饮与医疗行业的高度类似

目前，行业中对医院的分类和用语多种多样。以举办人性质来分，有公立与民营的区别；以医院办医目的来分，有营利性和非营利性的区别；从承接医院权益的主体来分，有公有制、私有制和混合所有制的区别。如果再加上社会资本办医这些新词汇，针对医院定位可以使用的词汇更多。

如此多的分类和词汇，并不是好事情。从内部管理来说，词汇混乱让团队内部没有统一定义，容易对项目和事情产生歧义或者理解不在一个层面上；对外，则无法形成统一的宣传武器，无法步步为营，达到项目的宣传目标。

因此，在医院的分类上，笔者探寻出一套更简单、有效的称呼，也是通过一张图表来展现的。这张图表的雏形来自笔者的老师——张炜教授。张炜教授用他对美中医疗行业的深入观察，创造性地用"餐厅"比对"医院"，对医院的业务进行了更为清晰的定位。餐厅和医院在很多方面都具有可比性。

首先，餐饮业与医疗服务业本质上都是服务业。餐饮业与医疗服务业一样，也是人力资源密集型产业。在餐厅和医院的服务区域里，单位面积的服务性人员密度都非常大。餐厅的餐食区域可类比于病区；餐厅的后厨区域可类比与手术与门诊区。另外，两者都拥有多类担任不同职责的员工，并且每类员工都需要一定的"技术傍身"。

其次，两者都需要根据目标客户，守住自身的定位底线。餐饮尤其如此。餐饮项目的投资者与管理者，第一要明确目标客户，了解目标客户的主要诉求，然后根据这些诉求明确自身定位，设置定位底线。比如你在北京知名的法式餐厅福楼，要一杯温度在30~40度的温水，虽然要求高，略显矫情，但一定会得到满足；但如果你要一盘江西炒粉，多放辣椒的，一定被建议"外出就餐"。医疗服务行业也是如此，你去社区门诊拍B超一定无法实现，医护人员只会让你去附近的二甲医院。

也就是说，服务不是无限度的，医疗服务也是这样的。但是国内很多医疗机构并没有想明白这件事，它们认为优质服务就是尽可能满足多患者的诉求，结果导致有价值的地方没有突出，为了没有价值的部分搞得很累，优质业务没有被评价优质，满意度也还是平平。这就需要医院明确自身定位底线，以此帮医生、护士与工人清楚了解触碰底线的场景，然后培养他们的服务技能，并且让员工学会说"不"和如何说"不"。笔者所在的团队在投资的一个项目中，通过设置场景教会员工说"不"，其中就系统性地参考了苹果直营店的苹果天才计划（Apple Genius Training）培训和星巴克的伙伴培训计划。以苹果的天才计划培训为例，培训手册中包含了员工应该和不应该做的事情，以及如何分辨和把握人类的情感等，通过换位思考服务顾客的方式，让顾客愉快地做出购买的决定。

最后是餐饮与医疗服务一样，都需要深入介入运营。这种深入介入运营的管理系统不是财务管控型的，也不是战略管控型的，而是运营管控型的。有机会你可以去参观麦当劳、星巴克的系统，包括ERP（企业资源计划）以及配合单店的培训、支持、物流，你会发现这是个辛苦活，因为要接触得很深。我们从下面一个案例可以得知，也可以想象到同样面积的门诊，应该如何进行搭建和运营。

麦当劳的餐厅只是员工工作的很小的一部分，在餐厅背后是一整套完善的管理系统，与之相配合。

物流配送是麦当劳管理的重要环节。作为店面来说，紧张的卸货通常是在早上客人比较少的时间段。店长在接到送货车已经上路的通知之后就开始安排接货的事情。及时补货是库存管理工作的重中之重，这需要对店内的销售、进货和库存量进行准确的预测。根据预估库存，店长每周二会与配销中心联系，发冷藏产品的订单。在麦当劳，订货量的多少有着严格的限制：过多的订货会增加成本、降低产品品质；库存不足会影响营业额和销售，影响公司信誉，由于库存不足造成的紧急订货还会增加成本。订货单被配销中心接受之后，会在周三、周五分批送货。

卸货的过程也有着严格的要求。首先就是要清点货品，不合格品要退回。卸货的顺序严格按照冷冻食品如牛肉饼、鸡翅等在先，其次是薯条，最后是面包这样的常温食品。对于冷冻时间，公司有明确的要求，从下货到接货进库的时间为一分钟。

麦当劳的洗手环节相当严格，洗手洗到肘部，而且清洗时间不少于20秒。不仅如此，在操作间的工作人员只要离开厨房，回来就要再洗一次。据说，麦当劳门店选用的洗手液都有固定的供应商。

作为食品企业，厨房是员工主要的工作地点，但在麦当劳是没有厨师的，所有厨师的工作全部采用了机械化操作。这样的好处是既能降低人力成本和劳动强度，也极大提高了食品制作的速度。在厨房，食品的制作过程也有严格的要求。工作人员为参观者演示了巨无霸的制作过程。工作人员套着白色手套从冷藏室拿过两块面包，分别放在三层的烘热机上压烤，然后烘制冷冻的牛肉饼，撒上椒盐，换上蓝色手套把牛肉饼放在面包上，撒上切好的洋葱和生菜，再拿上烘好的面包盖在上面。整个过程只花了一分半钟。做好的巨无霸被装进盒子，后面放上时间牌。

时间牌是为了监控食品的最佳食用时间。比如巨无霸的生命周期是十分钟，烤鸡翅的生命周期是30分钟，生菜则是2小时……超过了这些时间限制，它们的命运就是被扔进垃圾箱。

麦当劳的人事管理方面则规定，不论是基层经理还是CEO（首席执行官）这样的高管，要想在麦当劳得到升迁，都要从扫厕所这样的基础活儿干起。同时，麦当劳还有就近招聘的规定，这是为了方便管理人员有更多时间打理好店面。

在招聘员工时，店长有决定权。见习经理一般采用校园招聘的形式，服务组员工则采用餐厅海报招聘形式。凡是来麦当劳快餐店求职的人，都要先端三天盘子，熟悉未来的工作环境，经过这种体验以后，才能确定是否录用。管理人员的升迁顺序是：见习经理、二副经理、一副经理、餐厅经理。

进店培训时，麦当劳的每个员工换要接受10~15天各个岗位的培训，包括柜台、厨房、餐厅打扫到收银，随时岗位有需要，每个人都能替换，随时到岗。

按照公司规定，员工排班为4小时连续班次，一般都是6~8小时，具体由餐厅运营状况而定。员工有兼职和全职之分，全职员工小时薪酬比兼职员工低，但有社会福利，且保证每月不低于120小时工时。

麦当劳与供应商也有着非常默契的关系，并且他们采用的是无契约合作的方式。这对于很多企业来说是不可思议的。1990年，麦当劳在深圳开设了中国第一家店。但是，为了保证麦当劳在中国的平稳落地，早在1983年，麦当劳系统的供应商已经先期进入，在中国开设工厂和农场，为麦当劳开业做准备。虽然麦当劳与供应商之间的关系亲密无间，但是对供应商最后，餐饮行业的知识贴近生活，易学、易懂。就像之前讲到的，团队内部需要统一语言，团队对外需要宣传的工具。因此，这种语言必须是贴近生活的，不然进行宣传时无法在短时间内产生共鸣，尤其是在公立医院的改制上。笔者针对在华东参与的项目，和某地级市主管卫生的领导沟通时，曾建议领导尝试探索公立医院的改制，一开始我们的沟通不在一个层面上，但是笔者用餐饮做类比，很快沟通就成功了，领导表示愿意展开下一次的研讨。

在此感谢张炜教授创造性把这种餐饮比对思路带到医疗服务行业的投资与管理中来。拿餐饮比对医疗是行业思维巨大的创新。这个思维创新对于每个办医者来讲都是傍身的一门工具。

笔者承接张教授的思路，结合自身项目实操经验与团队建设需要，做了医院分类图（见图2-3）。

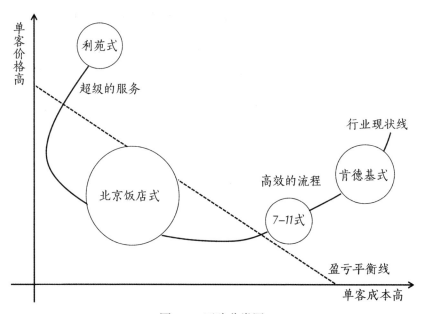

图2-3　医院分类图

◆医院坐标体系分析

"单客"坐标体系

医院业务量和财务量摊开来讲，真正带来大部分利润的是住院患者。笔者认为，无论是非医疗服务比如体检，还是门诊服务都是为住院服务提供入口。因此，笔者在考察项目的时候，第一眼会关注住院的人数，而后再看门诊等与住院人数的构架关系。由此可以从侧面了解到住院患者对医院业务的重要性。

然后，回到住院患者层面。住院患者是患有某类疾病的，因此从发现到康复这整个就医流程中，医院也是在劳务、材料等方面不断地进行投入，而患者也不断进行支付。这里面就出现了单一患者就某一疾病的单客成本与单客价格的范畴。

单客成本是指医院对住院患者在劳务、材料、管理、后勤等方面投入的总体金额，这里面涉及管理成本摊销、多个科室转移支付等院内绩效考核标准。单客价格是指住院患者针对某种疾病所要支付的全部金额，既包括各种保险支付的费用金额，也包括不在保险报销范畴、需要自行支付的金额。

盈亏平衡线

在建立起以"单客"为核的坐标体系后，针对价格和成本就自然有了一条"金线"——盈亏平衡线。你一定会问，如果不赚钱，医院为什么还开这个项目。医院业务是个综合考量的业务，这个业务不赚钱，可以通过其他业务赚回来，如果医疗业务不赚钱，可以用供应链业务和生活业务赚回来。另外，就如第一章所说，医院本身就是不太赚钱的业务，与此同时，承载了很多社会责任。这些不赚钱的业务，举个例子，有心内科的支架介入治疗，普通患者认为这个项目对医院来说，很赚钱。其实此项目对大部分公立医院的心内科来说，只是个提高流水的项目，赚不到什么钱，若管理不善，还有可能是亏的。

有了这根线，我们综合来看这个图，就被这根线分割出两个区域。在盈亏平衡线以上，我们认为就是赚钱的，因为管理等成本已经摊入到单客里面去了。在盈亏平衡线以下，我们就是认为不赚钱的。因此，办医者要把自己投资标的医院上移到盈亏平衡线以上。

行业现状线

行业现状线指的是行业中大多数医疗机构的盈利水平都在这条线上。这条线又将医院分类图上划出若干个区域，可以看出这

个行业里并不是所有人都生存得很好。但是生存得好一定有它的
独特之道。

行业现状线是一个"U型线"。在"U型线"的左侧，超过盈
亏平衡线的医院存活下来的主要武器是"超级的服务"。之所以不
用"优质服务"，是因为"优质服务"这四个字太传统。超级服务
与笔者去美国学习时的亲身经历有关。这个案例有关商学院定价课
程，当笔者知道哈佛大学教授放弃教职去管理赌场的时候，笔者有
兴趣去体验。这次体验让笔者知道教授在定价课上超级服务的来
由。虽然医疗服务行业有很多堪称学习的标杆在超级服务方面做得
很好，但是和哈里斯娱乐公司相比，笔者认为还是有些差距。

哈里斯娱乐公司是世界上最大的博彩公司，他的发展得益
于哈佛教授拉夫曼的加盟。拉夫曼通过将顾客服务的理念用于
哈里斯的管理实践，并借助高科技的数据分析系统，从而打造
了世界上最大的博彩公司。

在拉夫曼看来，顾客就是有着人类肉体的一组概率。他
认为只要顾客在赌场玩得开心，就能为哈里斯带来更多的财
富。任何一名光顾哈里斯的顾客都会被用作数据分析样本，
以确定顾客所能带来的财富。

识别客户是技术活。首先他会考虑基本几率、年龄及性
别，因为女性比男性更倾向于定期赌博，较年长的女性相对能
带来更多利益。接着他会分析顾客住在哪、做什么工作、挣多

少钱，最重要的是顾客下多少注、顾客去他的赌场时玩些什么。有了这些详细信息，拉夫曼就能精准地预测一个人或这个人所代表的概率组终其一生能给哈里斯带来多少财富。

全面薪酬计划是拉夫曼令哈里斯大获成功的关键，直到今天这依然是行业内行之有效的管理方式，而这种管理方式最根本的原则就是顾客满意度积分。哈里斯的员工，包括首席高管们都要接受顾客的评分，顾客可在公司的产品网站上进行打分，积分的多少直接与员工收入挂钩。这种管理方式能对顾客的下注模式、几率能进行更精确的分析，会积分换购程序、免费客房、用餐、演出入场券等奖励得到更公平的分配。

对于顾客数据的收集和分析则是依赖于信息技术，每名顾客的数据资料都会被分析整理，得出顾客分析结论，这种结论用于支撑哈里斯为顾客提供超级的服务，从而增加顾客的忠诚度。比如一名来自芝加哥的30岁女性顾客，投币赌博机消费者，光顾了哈里斯位于芝加哥的赌场36次。平均每次玩47分钟，每次输掉156美元。她还很喜欢消费自助餐。为诱使她再次光顾，哈里斯会提供更多更好的自助餐。

成功识别客户和为顾客提供超级服务为哈里斯带来了滚滚财源，自2003年拉夫曼担任CEO以来，哈里斯从一个仅有15个赌场的地区小公司发展成在全美拥有39家赌场、海外拥有13家赌场的大型娱乐公司。

行业现状线的右侧，超过盈亏平衡线的医院主要依靠高效的流程。这个流程不仅是面向患者、更加高效、更加经济的就医流程，而且涉及更加高效的管理流程等。

◆四类医院

医院的类型在发展过程中，变得多种多样，尤其是在2003年之后，随着医疗支出持续加大，国内各个医疗机构如雨后春笋，层出不穷。但大道至简，以患者诉求为出发点，可以把医院分为以下四大类。虽不能全部涵盖，但是大部分医疗服务机构都可以对号入座。

北京饭店式

北京饭店是北京知名的高级酒店，有一百多年的历史。它也是集餐饮、会议与住宿为一体的大型酒店，是高档、全面酒店服务模式的代表。

这类饭店为住宿客户提供一揽子的生活支持类服务。饭店餐厅为客人提供风味独特的谭家菜、四川菜、淮扬菜、粤菜、西餐和日餐。同时，还具备功能完备的宴会厅、多功能厅、会议室、商务中心以及健身、游泳、水疗、室内外网球场、保龄球馆、台球室、壁球和棋牌室。相关的生活服务还包括了送餐、洗衣、美容美发、外币兑换、邮局、机票代理、互联网、贵宾车队及管家服务等。这里将饭店、生活、时尚三者紧密结合。如果你在房间，想吃个鱼香茄子，打客服电话，即使菜品不在餐饮目录上，酒店也会给你按时保质保量地提供这种房间服务。北京饭店这样的大饭店在各地都有。他们承接了很多社会职能，比如大型会议与活动等。

然后，回到医疗服务层面。高等级医院就像北京饭店一样，科室建设齐全，承担公共卫生等社会职能，并且医教研一体化。这类"北京饭店"式的医院的社会与社区差异化功能（除了日常诊断），应该有两方面：

一方面承接公共卫生的社会职能，比如基本医疗、面对灾害、医疗的第一梯队的应急响应等。在2008年汶川地震中，华西医院第一个冲在前面，为灾区提供医疗保障就是承担社会职能的例子。

另一方面突出教学和科研职能。医疗是一门理论知识与实际操作技能并重的技术学科，因此医院内的医疗教育非常重要。但是其他医院由于自身实力与资源有限，无法承接或者承接不好这项职能。因此医疗教育现在主要依靠这些高级医院。还有就是科研，非固化疾病有很多是疑难杂症，这些病症在聚焦固化疾病的医院里治疗起来动用的资源太多，有的时候改变整个医院的流程和全部资源也无法满足，因此此类医院需要以自身较高医疗水平结合科研来满足疑难杂症的诊治需要。以北京的协和医院为例，它是集医疗、教学、科研于一体的大型三级甲等综合医院，是北京协和医学院的临床学院、中国医学科学院的临床医学研究所，是卫生部指定的全国疑难重症诊治指导中心之一，也是最早承担干部保健和外宾医疗的医院之一，最为突出的特点是全科高、精、尖的医院管理模式。

这类医院的名字通常都是大家耳熟能详的，比如北京的协和医院和301医院、上海的瑞金医院和华山医院、广州的中山医和省人民医院，还有成都的华西医院，当然也包含各省市最大的人民医院等地方旗舰医院。

肯德基式

肯德基式餐厅就是连锁、标准化的快捷餐厅，其核心就是对原来成熟的产品与模式进行"无损复制"。定位就是面向中端客户的快捷、经济的餐饮服务，产品就是汉堡、薯条、可乐等西式餐食，这些餐食品类有限，一页菜单就可以装满。这类餐厅定位非常清晰，也对非目标客户非常苛刻。当你感觉苛刻的时候，你已经被筛选过了，因为这些追求定位明确、运营高效的餐厅是"挑客户"的。你是我的目标客户，你会感觉性价比高，如果你不是，我只能说抱歉。

回到医疗服务层面。肯德基式的医院主要指的是能够针对中端患者，明确自身定位，利用客户主要诉求来重塑流程，用运营高效的流程来给予患者最具性价比的医疗诊断解决方案。比如印度Aravind眼科医院。国内已经有些专科医院做得非常好了，比如武汉的亚洲心血管医院、北京的三博脑科医院、广州的华润三九脑科医院等。以北京三博脑科医院为例，这所医院的定位就是以神经内外科为重点的现代化脑专科医院，主要接待的病种为癫痫、帕金森病、各种颅内肿瘤（垂体瘤、听神经瘤、颅咽管瘤、脑膜瘤、胶质瘤等）、脑血管疾病（动脉瘤、动静脉畸形等）、小儿颅脑疾病、脊髓脊柱疾病、脑积水等。三博脑科医院通过细化的管理，确立了品牌价值和形象，包括医疗安全和质量控制体系，确保了患者的生命安全。2013年，三博脑科医院住院病人死亡率小于0.2%，手术期病人死亡率小于0.4%，远低于国际相关标准1.5%。

利苑式

创立于香港的利苑酒家，在内地以它优质的就餐体验，尤其是优质服务在高端粤菜市场中独树一帜。在笔者看来，其实它与肯德基在本质上来讲，没有很大区别：都是只聚焦目标客户，挑客户；对客户的本质需求极大满足的同时，对非价值点垂直切割，比如这些年来利苑的菜单都是那个小圆柱，也是一页纸能装得下。但是其与肯德基最大的不同是提供超级服务，满足了高端客户的差异化要求；虽然它也注重高效的流程，但这已经是第二位的了。

利苑饭店的超级服务凸显了其对高端客户的选择。在北京的利苑饭店，顾客会注意到散台区与包房区分为不同楼层的设置，这样做能兼顾不同顾客对于私密和热闹的要求。对于熟客，利苑饭店的员工会亲切地称呼姓氏，并且记住每位客人的饮食习惯和喜好。对于新客人，他们提供专用于品尝口味的套餐，从老火靓汤到经典的烧卤拼盘，再到特色海鲜料理及合时甜品，都是选用上等的食材精心加工制作而成。在这里，客人不会被强行推销贵价菜品所扰，服务人员体贴有加。

回到医疗服务，利苑式的医院主要指的是针对高端患者，利用自身的超级服务来满足高端就诊差异化要求的医疗机构。比如美国的梅奥医疗；国内有一些聚焦特定专科的医院，做得也非常有声色，比如北京的和睦家、美中宜和，上海的美华等。

上海的美华医院是由美国纽约宝康妇产中心（New Life Ob/Gyn Group， LLP）和中国上海华山医院下属华顺医院联合创办的。美华妇儿服务是基于美国标准的全套医疗服务，不仅引进了美国全套先进的医疗设备、网络技术、现代管理，还引用了美国私家专科医生的模式。

美华的超级服务是患者选择美华的关键条件。美华医生和护士都有着国际化的培训背景和经验，能维护患者的隐私和用英语流利地与患者交流，为其提供优质的服务和护理。美华的门诊采取预约看诊，运用电子病历系统连接每个诊室。在客户复查时，医生可以很快地调出电子病历，准确说出病状，为客户提供针对性的专业医疗服务。美华住院部为单人豪华间，每间都有独立的洗手间；提供无线网络、DVD（数字多功能光盘）机、卫星电视、微波炉、电冰箱；出院由美华专车护送回家（仅限上海市内）。在美华门诊设有网吧、咖啡吧、输液室、儿童游乐室、哺乳室，另有免费饮品和无线网络供应。

7-11式

7-11作为连锁便利店，其传统业务是零售食杂。但是北京、上海这些大城市有20%以上的午餐供应来自这些便利店，而且大家满意度都比较高。此类便利店是针对社区，提供比肯德基更加快捷的一站式餐饮服务。其市场非常大。7-11的经营理念是在非正常营业时间仍能够提供零售服务，其实现在的7-11已经是24小时全天候营业的零售商了。便捷、全面的就近社区化服务是其经营最为突出的特点。

回到医疗服务市场层面。7-11式医疗机构指的是针对常见简单、固化治疗的小病，面对社区群体开展门诊类诊疗等的医疗服务机构。这些服务往往半小时之内完成诊断与初步治疗，即使手术也是日间的。这个商业模式在美国已经获得成功，比如一分钟诊所（Minute Clinic）。

一分钟诊所是指具有类似便利店那样相对简单的医疗模式的诊所，核心理念是向大众提供快速方便的医疗保健。和7-11一样，为了方便附近居民的就诊，通常诊所开在居民区，或者周围的药店中，面积为8~10平方米。

一分钟诊所最突出的特点还包括减少患者的等待时间。为此，诊所对于诊治疾病的种类做了严格的规定，主要诊治18个月以下的儿童和成人的普通疾病，如感冒、咽喉炎、红眼病和耳朵感染等。患者无需提前预约，随到随走，通常的治疗时间为15分钟，如果需要等待，医护人员也会告知等待的时间。

一分钟诊所采用的也是标准化的操作流程，执行总部提供统一的方案流程，包括针对基本体征检查、流行病预防、常见伤病诊疗等各种常见的医护内容。对于疾病的诊断也是采用

"自动诊疗方案"，对于复杂的病症则会马上转交给专业医护人员诊治或者向其他医院转诊。

在诊所的服务和诊断费用方面，也是采用的明码标价的形式，就像7-11所有商品的标价一样，价格为30～110美元不等。患者所需的费用远低于去医院，并且避免了繁杂的手续。

一分钟诊所虽然收费不高，但是利润非常可观。这得益于诊所极低的设备成本和人工成本。根据相关报道，经营一家这种类型的诊所，一年只需要25万～35万美元。一分钟诊所每天接诊20个病人就可以实现盈亏平衡，接诊30个病人就可以有可观的盈利。

但是在国内的社区诊所还大部分停留在夫妻作坊的状态，这里面有体制与支付体系的原因，更有管理思维的原因。有很多国内诊所尝试通过细分市场、高端化改革进行突破，也有所得，但是与一分钟诊所成熟模式来讲，还是有相当长路要走。办医者在布局主流医院的同时，也需要关注这类诊所的成长与发展，因为这个是主流医院患者的一个超级入口。

小　结

多元办医是个新事物，政策是新的，环境是新的，连操作项目的办医者都是从各个不同行业加入的新人，因此一个团队就存在不同的语言系统，导致团队成员无法用简练的词汇把项目与方案描述清楚，导致效率降低，无法彰显办医者通过快速学习和发狠的实际操作而积累的行业洞察，团队形象受损。更为严重的是，由于团队缺乏统一的语言系统，就很难在短时间内形成文化，也就不能很快形成"一个团队、一个声音、一种力量"，面对项目争分夺秒地落地，自己的项目却只能拖延或者以失败告终。

形成统一的语言系统，需要工具，这就是笔者要把这些工具单独写出来的原因。笔者在办医过程中，深刻感受到组织内培训的重要性。会议与正式培训每周都有，持续改善与学习已经成为团队的文化。

医院全景图是最基本的工具。笔者基本上在每个公立医院项目的宣传过程中，都用这个做白板的背景，简单、明了、易于沟通。

在团队内部讨论项目的时候，也是把这张图搬出来，大家开始头脑风暴。虽然这张全景图是最基本的，但是医院全景图千变万化，可以根据办医者的需要演变成各种实用工具。

医院分类图也是很基本的工具，让办医者对若干项目有个清晰的印象。由于分类是从患者诉求出发的，这种分类从骨子里就是市场化的，是符合未来多元办医发展趋势的。与此同时，分类图也通过明确分析让办医者明晰多元办医聚焦的医院需要明确定位、需要挑选患者、需要优化流程。

另外，医院分类图还有一个用处。笔者在操作每个公立医院改制项目中，都会给接触到的每个领导讲医院分类图。讲完之后，给他们提出类似的建议：北京饭店式医院应该在最初就能达到，因为它们兜底基本医疗与医教研一体化；肯德基式医院除了一些特殊医院，比如疾控中心等，都应该大胆探索公立医院改革；利苑式医院应该大胆放开，多一些政策支持；7-11式医院应该鼓励自主经营，多一些支持。这种宣传简单易懂、合理合情，在大多数情况下，容易让领导产生兴趣，以便继续下一步的探讨。

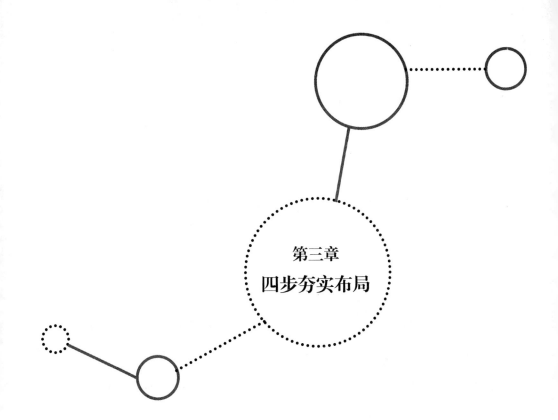

第三章

四步夯实布局

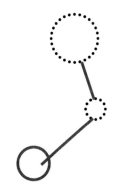

第一节　社会办医的风险

从2011年年底开始，规模化的医院投资随着58号文件的发行，掀起了一个小高潮。而2013年的40号文件真正点燃了市场。殊不知，这个多元办医的游戏已经存在至少15年的时间，各路人士进进出出，有的在游戏内各显神通，有的在游戏外冷眼旁观。作为一个办医者，并打算长期耕耘下去，10年、20年的付出。你首先面对的问题是要不要进入这场游戏？接下来，我们从投资属性与业务剖析上来进行探讨。

◆投资属性：短期起伏与基业长青的纠葛

办医者掌握的资金是有限度的，协同的资源是有条件的，所以对落地的每个项目不得不算经济账。无论是站在产业角度，还是站在投资高地，都要从投资属性上来"扫描"一下这个业务。

办医投资规模大

这里所说的是医院业务及其网络，无论是公立医院的改制与投资以净资产为估值标尺，还是民营医院的投资以多种估值模型进行估值，上规模的医院投资都是以亿元计算。比如东北某地级市的一家二甲公立医院，其心血管科和骨科属于重点学科，但是综合排名在当地属于第二梯队。医院的净资产1亿元，每年的流水2亿元，在改制的问题上，政府计划用1.5亿元的价格进行。

我们可以看到这家地级市的第二梯队的医院已经通过经年累月的积累，拥有不错的业务收入和资产规模，如果放到三级医院或者一二线城市，那单体医院的投资体量应该是可以让普通投资者咋舌的。因此进行规模化的医院投资，自身若不储备10亿元以上的资金，一开始就会处于劣势地位，输在起跑线上。比如定位于三级专科医院的长沙市妇女儿童医院计划投资额就为8亿元，类似的项目还有温州市肿瘤医院等。

业务盈利水平低

医疗服务行业由于它属于高端服务业，涉及业务种类风险敞口很大，运营相对复杂，由此形成了这个特殊的资本密集、人才密集、技术密集的产业。正因为医疗服务行业的这些特点导致了其投入成本高、盈利率低。

另外，国家的政策方面对于非营利性医院的分红限制较大。由于非营利性的医疗机构不能分红和变更经营性质，直接阻碍了非营利性医疗机构和公立医院改制的进程。除此之外，非营利性医疗机构的收支、结余不能用于投资者的分红，也不能作为分配给职工的奖金等工资性支出，只能作为机构发展壮大的投入，包括引进先进的医疗设备和技术项目等。比如2013年8月，北京市的相关规定就明确说明对于非营利性医疗机构的收入只能用于医疗机构的继续发展。也就是说，当主体发生变更时，增值的部分要留在非营利性机构；如果机构注销，清算的资产不得私分。

虽然一些地方提出了开创性的政策，即试点非营利性分红，比如温州的医改政策就取消了对非营利性医疗机构分红的限制。但是这些分红相对于巨额投资来讲可谓是杯水车薪。

依笔者来看，一家上规模的非营利性医院拥有6%以上的结余，就表明医院的管理水平与运营效率都处于优良水平，已经可以作为此类医院投资的金线之一。

新建回收周期长

办医者来进行投资，必然要做增量，增量最重要的部分就是新院建设。新院投资遵循"2+2+2"的原则，即两年的立项期，至少两年建设期，再加上把60%以上的床位入住病人也要至少两年的时间。一个项目如果运营理想，12～14年可收回整体投资（包括债务），这还是限于高端营利性医院；非营利性医院的投资回报期可能会更长。上海浦东国际医学中心作为多元办医的典型，在项目立项和审批的过程中非常顺畅，即便如此，其立项期仍持续了近两年的时间。在资金充足的情况下，项目建设持续的时间也要两年多。如此看来，办医项目的投入周期最少也需要四年的时间才能开始投入运营。

近些年发展迅速的和睦家就是经过了很长的时间，才逐渐有了今天的规模和发展速度。和睦家的院长盘仲莹对于医疗机构的投入周期是这样评价的："少则三年，多则十年的回收期对投资人来说很难熬。医院不是挣快钱的行业，投资医院一定要耐得住寂寞。"

协调强势资源多

办医者如果打开业务全景图，会发现这里面涉及的业务相关者有三大类、二十多种，比如用户界面相关者就有管理医疗质量的卫生监督部门、供应产品的药品流通商、设备经销商等。这些业务相关者掌握的就是以医院为核心的资源。如果办医者投资中，除了能带来资本以外，还要能带来这些对应业务相关者的资源。这些资源不仅可以帮助办医者顺利拿到项目，而且可以在投后运营上提高增量、事半功倍。

但是，这些资源都是强势的，办医者需要协调的问题会更多。比如笔者参与的一个项目有新建工程，根据双方的协议项目建造的成本要比行价低一个百分点，而且要找高资质企业完成。这一个百分点的下降，对于医院来说是节省，对于投资方来说是资源的交换或者投资成本的上升，因为谁也不会白白给你打折几百万元。

介入运营层面深

办医者投资医院后无论是中长期择势退出，还是永续经营，都要"做增量"，即提高医院的业务量和财务量。中欧等商学院大规模引入医院现代化管理教育，并通过"院长班子"提高医院管理层管理水平已有十多年历史，但是中国医院的普遍管理水平与发达国家医院的管理水平有很大差距。如果要迎头赶上，达到高效运营，就需要做很多事情，包括非医疗管理体系的建立、激励机制与薪酬体系的重塑、服务技能与管理技能的培训等。而这些工作不是"原来的院班子"就可以完成的，需要管理团队协助"原来的院班子"完成这一工作，因此介入的运营层面一定很深。这要求办医者需要有所准备，至少拥有一支投后执行力与管理思维都很强的团队。

◆医疗服务行业的投资优势

除了以上投资办医的困难和弊端之外，办医者还要看到其中利的一面。

医疗服务市场是一个强需求、客户黏性高的市场

根据有关部委的估计，到2020年，医疗服务市场所占主要的健康服务市场有8万亿元人民币的市场规模，可见其市场需求之大。从患者洞察来看，一旦患者进入医院，只要这家医院在诊疗和服务上用心，患者以后再得此类疾病，必定还会首选此家医院，即便患者所患疾病并不严重，也会选择这家医院。

医院业务是依靠社区生存的为数不多可永续经营的业务

我们放眼全球，真正的商业上的百年老店，冠以基业常青评价的企业，屈指可数。但是回到中国，我们可以看到华山医院有107年历史，协和医院有93年历史，瑞金医院有107年历史。只要社区与社区居民还存在，用心去做的医院就会一直基业常青。

医院衍生的业务很多

医院衍生的业务很多，包括保险、医院管理咨询、医院信息系统集成等。通过对医院的管理的深入，办医者可以逐步协同自身的其他资源，来创造性地打造医院的"大衍生"业务板块。最后，办医是先发优势明显，强者恒强的业务。医院业务需要的资源很多，包括资本、人才（医技与管理等）、土地等。因此，只有先发者才具有率先遴选和占据的优势，后来者需要付出更大的成本。与此同时，医院的品牌是需要通过长时间的口碑积淀才能逐步建立起来的，因此先发者可以率先占据品牌优势或者提前建立全新的品牌高地。这对办医者来讲，由于天生业务的特点导致准入门槛很高，形成了天然的"护城河"。

第二节　如何参与全医时代

　　作为办医者，我们通过前一节的探讨，明晰了办医行业的风险与收益。但是如果要真正进入该行业，还需要结合自身的诉求来形成独特的战略思路，以此筹谋每一步的落地计划。笔者是实业营销出身，一开始对"战略"两字不以为然。崇尚的是摸着石头过河的"试错—纠错"的思维模式。但是在办医过程中，笔者参与到战略制定，体会到了"不接地气"的战略最后导致项目的"先天不足"，终于明白了战略对于办医者是非常重要的。这个重要性就是重视战略可以让办医者"不走弯路与不犯大错"。

　　每个办医者都会根据自身的经验与资源来思考办医这个游戏该如何参与。然后组成团队来撰写办医战略。在形成明确的战略文件之前，办医者首先要学习的是前人的经验。多元办医从华润、中信等规模化投资开始，可以说走过了三个年头。这些办医先行者在办医战略与项目实际操作上都积累了很多的成功经验与失败教训。对于失败的血泪教训，很多办医者不愿再提及，但是若后来的办医者有机会可以认真听取与学习，一定是战略制定的巨大财富。作为办医者来说，多走一步弯路，可能浪费掉的就是数亿元的人民币，就是为数不多的窗口机遇期，而且时间比资本还宝贵。

既然如此，只有吸取先行者的经验，后来者才能"小步快跑"地追上。一旦追上前行者，在储备了足够资源后就要挺立潮头，进行项目落地，这时最重要的就是制定"不能犯大错"的战略。错误的大小是相对的，对于大型综合性集团，底子厚，可以抗；对于小型企业或者投资机构，一个办医项目的失败可以将整个机构彻底扫出游戏。因此，办医者就要在准备"超车"的时候就想清楚。图3-1可以帮助办医者理清战略思路。

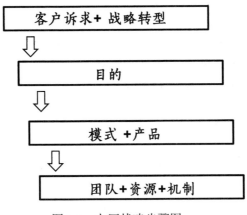

图3-1　办医战略步骤图

◆ **客户诉求**

客户诉求主要是指在某一行业中消费者真正的需求。比如，社区门诊的消费者的真正需求就是更经济、更有效地帮患者治疗好这些"头疼脑热"的小病。再比如，同是服务业的餐饮连锁星巴克，它的消费者的真正需求就是"一杯可口咖啡再加上一个舒服的环境"。

当办医者准备进行战略制定的时候，一定要想自己的客户对医疗真正的诉求是什么？只有了解了客户诉求，才能够有针对性地制定更加科学合理的办医战略，才能将有限的资源用于最需要的方面，以达到收益最大化的目的。

医院的消费者就是患者，通常情况下患者到医院就医有这样的诉求：

就诊安全

就诊安全和医院特殊的服务性质相关，医院的安全性是患者最为关注的问题，包括医疗设备、诊疗过程、环境等多个方面的安全。

治愈疾病

患者到医院就医的生理需求指的是疾病的诊断准确和诊治方法得当，能够得到较快的治愈。

经济实惠

顾名思义经济实惠就是患者希望就医的费用能够尽量减少。在满足前两项需求的前提下，费用越少的医院越容易得到患者的青睐。

社会需求

社会需求包含的主要是对于患者人格的尊重，比如对于隐私的尊重、热情周到的服务、温馨亲切的就诊氛围等。

办医者办医的过程中，只有关注到了以上患者的需求，从患者的角度和体验来设计、安排医院的各项服务和项目建设，才能实现医院的社会效益和经济效益的最大化，促进办医的成功实施。

◆战略转型

一个机构是否要全面进入或者延展到医疗服务行业，甚至医疗及健康整个行业？若你原来主营业务不涉及医疗，你就要面对一个问题，是否要全面转型？若你原来的主营业务涉及医疗，你就要面对一个问题，是否要进行延展？

为了应对整体经济形势和市场环境的变化，在日趋激烈的竞争和复杂的环境下，任何企业的发展都会面临战略转型的问题。每个企业在制定和实施最初的战略之时，都要注意战略的连贯性和变化性，既不能朝令夕改更不能一成不变。根据内外部条件的变化，战略需要做出适宜的调整。

通常理解的企业战略转型是指企业的经营范围和管理模式由于受到市场变化的影响而进行的更加符合未来发展需求的行业或者模式的调整。比如巨人集团的史玉柱从脑白金业务向征途网游业务的转变；海尔从家电的制造商转型为营销商等都属于战略转型的范畴。

企业的经营发展是一个动态平衡的过程，当外部的市场环境和行业动态发生变化，或者企业的发展面临较大的管理困境的时候，企业就需要找到自身发展与外部变化的平衡点，这就是战略调整。

战略转型的关键点在于对内外部市场环境的敏锐洞察。在战略转型之前，医院的经营者和投资者需要关注市场环境、行业平均利润率、行业发展深度的分析和判断，然后再结合企业自身人力资源、财务状况的情况进行合理的调整。

一般来讲，每一个行业都会细分为许多业务方向，在同一行业不同业务领域的战略转型是比较容易成功的方式。比如医疗行业，有中西医的区别，也有医疗和药品、医疗器械的区别等。这种行业内的转型，具备可以利用原有的客户渠道、人力资源等优势，保证战略转型之后也能占据在较高的起点之上，也就更容易成功转型。

◆ 目的

当明晰了客户诉求和是否进行战略转型之后，办医者就可以结合办医的经验，得出战略性目的，或者建立战略目标。这个目的是指导自身情况制订近期行动计划或者制定中长期战略的纲领。企业的战略目标就是对企业战略的具体实施的细化和具体化，表明企业在一定时间段内的经营方向和目标，包括定性和定量的不同方式，比如行业地位、业绩、发展速度等指标。这些目标中包括经济目标和非经济目标，是多元化的，根据战略不同而各不相同。

◆模式

当确定目标后，办医者就要确定自己办医的模式，是单独办医还是和战略伙伴一起开办，还是自己跟着别人办医；赚钱的点在哪里，是医疗服务还是其他的模式。

◆产品

参与多元办医，一定要有核心的杀手级产品才能成功。比如万科就依靠创新体制与模式参与到办医中来，选择产品是高端儿童医院。到目前为止，万科已经在深圳与上海投资两家高端儿童医院。

万科选择与复旦儿科合作的复旦万科儿童医院项目总投资约2.5亿元人民币，致力于高端医疗领域，依托儿科医院的品牌与技术，为社会提供不同层次的优质儿科医疗服务。万科的办医项目不仅占有高端儿科的优势，而且具备地理位置的优势。项目地点是在新虹桥国际医学中心，这里是上海批准建立的第二个盈利性高端医疗园区，作为高端医疗中心和亚洲顶级医疗服务园区，已经引进了许多国际性的顶级医疗服务商，包括百汇国际医院、美国HCA等。

◆团队

组建团队看似是最困难的，其实也很简单，主要需要三步来确定。

第一步是确立核心，即确立战略一把手（董事长）和业务一把手（总经理）。

战略一把手一定是来自集团内部，因为此人是纽带。战略一把手应该有积累于实操的娴熟的战略目光与管理智慧，在母集团有相当大的话语权和影响力。这里的实操经验不一定限于医疗行业，也可以是其他行业的。

另外，此人应该有很强的个人魅力和领导力。内部创业也是创业，创业路上满是荆棘与坎坷。遇到这些困难，若战略一把手具有充分的个人魅力，在关键时刻可以起到稳定团队的作用。

根据战略一把手的脾气秉性与业务能力，选取空降的业务一把手。业务一把手必须拥有行业洞察力、管理能力与项目执行力和很强的沟通能力，因为"外来的和尚"经常会遇到"念完经打和尚"的尴尬，出现这种情况很多时候是由于业务一把手的沟通不到位。比如华润医疗并购的医院全部采用"总经理领导下的院长负责制"，总经理负责全面运营，院长主要关注医疗业务、医疗质量、医疗服务的提高和改善，这就需要战略一把手和业务一把手默契的配合和顺畅的沟通。

第二步是搭骨干，即围绕两位一把手搭建一个内外兼修、执行力强的团队。

这些骨干分为两部分：一部分是来自母集团，对母集团文化认同感强，善于交流与快速学习的年轻、有冲劲的人员。文化认同感强的人员，可以在与"空降兵"及其他人的沟通过程中，通过点滴交流，宣传文化，让团队形成以"母集团文化"为底色的文化。善于交流与快速学习的人员可以很快与空降兵一起做项目，很快学习，形成行业洞察。办医者需要的是虎狼之师，需要项目管理上的深入与创新，这就需要"拎包就走，指哪打哪"的人员。因此需要这些人员年龄相对年轻、有冲劲、有很强的事业心。另外一部分是来自外部，主要选择有行业洞察力，价值观与母集团文化相对趋同，善于交流的人。内部与外部的比例根据战略需要和实际需要来制定。

第三步是思想的统一和观念的融合。

办医者完成第二步，其实自己的任务就已经完成，因为一个组织是可以自行生长的。因此对于办医者来讲，给予此团队足够的授权足矣。这里的第三步其实就是内外部团队的快速融合和密切合作，以达到办医者的团队良好运行的目的。在团队融合中最难也是最关键的就在于思想的统一和观念的融合。

团队是否具备统一的观念和思想直接关系到办医项目实施的进程和成败。比如华润集团在收购医院之后，由于职业医院院长的缺乏，都采用了利用现成领导班子的办法，但是前提就是要求医院上下要改变观念，统一认识。华润医疗CEO张海鹏说："先换思想后换人。不换思想必换人。"可见统一思想对于双方管理融合的重要。

◆资源

资源包括两部分：一部分是金融资源，另一部分是业务资源。

金融资源包括自有资本、融资能力与金融牌照。自有资本很重要，"打铁还需自身硬"，有了一笔相当大数量的资本，立刻就在行业中有了先发优势。除了在竞争环节的优势以外，这笔资本还能为团队树立办医信心。

融资能力在办医过程中也很重要，由于医院业务投资周期长、业务盈利水平低、投资规模大，这就需要办医者利用现有或者创新的金融工具与金融渠道来为项目提供杠杆，满足正常的投资回报率。如前面讲的，办医需要涉及的资源很多。

在投后管理环节，标的医院的"债务重整"是落地业务。如果办医者手中拥有租赁等金融牌照，就会更加有效地重整债务，更快地按照既定计划来运营。在行业中，华润、方正、弘毅都已拥有医疗金融租赁牌照。

办医的业务资源主要是硬件资源的和软件资源。硬件资源包括医疗建筑建设与装修资源，药品、耗材、器械、设备等供应链资源，专业浆洗、餐饮等生活类资源；软件资源包括学科建设资源（医疗技能与护理技能）、等级评审资源、院内培训资源（管理技能与服务技能）等。

获得这些资源的办法主要有两种。一种是长线布局自行投资，包括新设与并购，这个是集团模式。集团是一个独立的帝国，是封闭的。比如国药控股佳医健康事业（香港）股份有限公司收购五官科与肾透析专科医院，就是通过集团模式来运作的。它的优势就是内部之间沟通有效，协同更加有效率；弊端就是转移定价与支付不容易形成一个体系，容易伤害到其中每一环节的利益，慢慢丧失战斗力。另一种办法是形成联盟，每个资源找一两家战略合作方，分参股与合作两种，这个是平台模式。平台模式是一个联邦，是半开放的。它的优势就是内部之间沟通虽不如集团模式有效，但支付是通过市场定价来形成体系，形成共赢。这种模式有一个很大缺点，即一旦遇到巨大项目和平台变故需要启动应急机制或者暂时损失其中一个环节利益，由于"算小账"，会损害整体的战略利益。医疗行业没有很好的平台模式，但是国内IT行业已经有了经典案例。

IT平台模式的代表就是腾讯公司。在2014年，腾讯公司和京东商城达成战略联盟，腾讯将入股京东15%的股份。双方还达成战略协议，腾讯将向京东提供微信和手机QQ客户端的一级入口位置及其他主要平台的支持，以助力京东在实物电商领域的发展；双方还将在在线支付服务方面进行合作，以提升顾客的网购体验。与此同时，腾讯旗下的B2C（企业对消费者的电子商务模式）平台QQ网购和C2C（个人与个人之间的电子商务模式）平台拍拍网以及易迅网的部分股权将并入京东。之前，腾讯的平台模式还表现在入股搜狗、大众点评、嘀嘀打车等。

◆机制

机制主要是用来推动医疗行业投资运行的体制与机制，主要包括能量与激励两部分。能量指的是医院投资与运营的机构在母集团的能量占比，涉及以下几部分。

第一，是否成为独立实体，成为独立的利润中心与运营中心。如果答案是肯定的，则说明母集团不仅重视，而且其在母集团中还拥有相应人事权、财务权与独立决策权。在运营过程中，独立实体的决策会更加快速，尤其是办医头五年，市场处于饿虎扑食的抢项目的年代中。若不成立独立实体，不对人、财、物进行独立核算和管理，而只是作为体系内的小团队来运作，那势必遇到更多的阻碍和困难。

第二，是否成为一级子公司。独立出来根据需要成为集团的子公司，即一级子公司，或隶属于其他一级子公司。这个等级也说明集团重视程度与战略考量。

第三，一把手的选择。医疗实体的一把手（董事长或总经理）在母集团的话语权与资历。这个涉及如何更好从母集团更快、更好地借来资源。

另外，机制中重要的一点还有激励。办医是好，但运营相对复杂，项目抢夺白热化，需要一个虎狼之师。这就需要一个很好的激励机制。这个激励机制是给落地团队的。如果还是简单的"底薪加奖金"的形式，而没有用更高的生产关系，也就无法在办医中形成有竞争优势的生产力。

华润医疗的办医过程，就具备了机制中能量与激励两部分的功能。华润医疗位列华润集团的一级利润中心，由华润集团直接管理，其业务包括医院投资与管理、医疗器械、融资租赁等。张海鹏解释，所谓一级利润中心，并不是集团渴望医疗能赚快钱，而是指由集团直接管理，与华润置地、华润医药等其他18个一级利润中心并行。这种运行机制将帮助华润医疗具有更强大的业务运营和管理能力。

第三节　社区开发者的战略布局

办医者按照自身诉求与目的的不同，分为社区开发者、产业整合者与金融投资者。让我们按照上一节的框架，来梳理一下社区开发者。

◆了解社区患者的医疗服务诉求

社区开发者的客户对医疗服务的诉求就是两点——祛病与乐活。一个消费者对医疗服务的诉求有三点：救命、祛病与乐活。社区医院的消费者不同于一般大医院消费者的特点是没有救命的需求，由于地理位置离家较近，对于一般的疾病人们更愿意选择社区医院进行医治。

社区承担了所辖居民除工作外大部分的时间负载，也就是需要提供社区居民吃、穿、住、行一揽子的解决方案。因此，当社区居民有了不复杂的疾病或者想提高自己生活质量的时候，他们便对社区有了真正的诉求，也就是消除疾病与保持身体康健。

◆社区开发者要考虑是否全面进入医疗服务行业

社区开发者要满足辖区居民的医疗诉求，就要建立社区医疗服务体系，包括医院、门诊、药店、中医等硬件，还有医疗团队和体系等软件。这些医疗服务体系的建立本身就是"耗神与费力"的过程，更不要说管理了。

建立社区医疗服务体系可以通过两种途径来完成：一种是成立独立子集团，依托自身的资源尤其是社区，全面介入多元办医；另一种是当甩手掌柜，以托管或者合作等方式，把社区配套医疗服务交给自己的战略合作方。这样做的优点是易行、易用；缺点是医疗行业的主要优势资源和功能将受制于人。由于居民的医疗及健康诉求逐渐成为选择社区居住的主要诉求之一，若让医疗服务这一主要社区功能受制于人，社区开发者很有可能在未来的竞争中丧失优势。

◆明确自己的办医目的

社区开发者在明确了客户医疗诉求和是否要转型之后，也就清楚了自己办医的目的。万科作为国内最大的社区开发者，在很多年前就将中高端的年轻群体作为自己的客户群，并根据这些群体的居住要求设计了一系列的住宅商品，比如四季花园等。

这些首次置业的年轻人随着结婚、生子，对自己居住环境有了更多改善的需求，包括面对孩子的就医环境。因此，万科抓住契机，全面介入办医，以一线城市的儿童医院为突破口。万科的目的很直接，即通过布局与社区配套的医疗资源，形成新的业务模式。

根据万科高层的规划，万科儿童医院主要面向三个方向：一是给穷人看病；二是给富人看病，赚的钱用于支持穷人看病；三是采用高尖端技术，治疗疑难杂症。万科在上海、广州、深圳规划的医院正是在这种思路下进行的。

2012年，万科与南方医科大学签署了合作协议，商议成立南方医科大学南方医院万科分院，依据南方医科大学的优势，双方在广州共同建设国内第一家主要针对地中海贫血儿童的专科医院，并成立专门的慈善基金，将其用于救助经济困难的患儿。

◆模式和产品

对于模式和产品的介绍，我们依然选用了万科的例子。万科的四季花园和城市花园两个系列的地产项目都瞄准了年轻夫妇。

这些社区有社区小型医疗设施，比如社区诊所，这些社区诊所有两大功能，第一个功能就是万科未来儿童医院的专业转诊网络，形成一个在一线城市"旗舰医院+转诊网络"的办医模式；第二个功能就是为万科旗舰医院的医疗服务提供落地终端，比如儿童运动损伤的社区康复等。这样下来，万科的办医模式就非常清晰了，核心产品就是旗舰医院和网络化诊所的转诊网络。

◆团队、资源和机制

团队一定是内外结合的团队，这在上一节中已经有过详细的论述，这里不再冗言。团队既要有内部人才的介入以保持在集团有足够的话语权，也要有医疗行业的管理精英能够把握项目的运营管理。

资源就要看自己的模式与产品了。以万科参与儿童医院为例，医疗资源的引入就是和当地医疗技能最好的机构进行合作，并引进国外的先进医疗管理模式。业内人士对于万科的办医思路非常认可，但也提醒其面临的困难——儿童医院最大的难点就在于优质的医疗资源的掌握。对于专科医院，儿科需要更多的医疗技术和设备资源，因此需要与国内外顶级的科研机构和医疗机构进行合作。万科在广州与南方医科大学进行合作，以利用其在儿童贫血方面的技术和人才优势。在上海，万科也选择了与复旦大学附属儿科医院的合作，并且将医院全权委托给复旦儿科医院进行管理。可见，对于资源的掌握是民营资本办医的重要方面。

在机制上，万科用企业股进行投资，以保证所投资医院能够独立、良性地运行。

第四节　社区开发者与健康综合体

笔者曾经在某大型机构医疗集团负责协同，协同的概念最主要来自地产板块。社区开发者面对未来，一直处于苦苦探索的过程。老路走到黑，绝对等死；若大胆求变，可能找死。笔者在协同过程中，与团队成员想出了健康综合体的概念。

"城市综合体"这两年铺天盖地地成为各种地产商的代名词，通过各种媒体轰炸于城市中，仿佛成了这场地产白刃战中的"阿喀琉斯之踵"。笔者所在红筹央企的地产板块在大规模扩张中，受到高地价和社区内容缺乏的困扰，且行且苦恼。因此，笔者作为此红筹医疗板块投资负责人，与地产板块协同，探索出中国第一个"健康综合体"模式。此健康综合体模式不仅突破了传统土地获得和投资模式，而且把健康理念植入社区内核，成为人居新典范。

作为一个城市人，整日奔波，目的有两点：一方面，在工作上——事业成功；另一方面，在生活上——家人健康。万达广场、绿地中心等模式只为城市人打造了效率非常高、消费很方便的工作地。与此同时，在生活的另一边——工作，城市人希望家人可以分享到自己的事业成功。但是他们所居住的社区没有商业地产那样发达。因此，城市人在社区内除了满眼绿色外，没有丝毫健康感受，尤其是在家人处于"亚健康"和"病痛"状态中。

在2010年，相关机构曾经做过一个关于社区医院的调查。调查结果显示，有98%的居民愿意选择社区医院就医，这部分人对社区医院的价格、上门医疗服务、饮食安全、公共卫生设施的数量和卫生程度、预约咨询等内容有着更高的关注度和要求。综合来看，人们对于健康、便捷的要求更高。

这里所说的健康综合体模式就是把"健康"主体嵌入居住社区内核中，让城市人在社区内不仅获得基本医疗、健康管理、中医养生与西医抗衰老等一整套健康与医疗的解决方案，而且在突出健康的社区规划与设计中真正地放松身心与乐活怡生。

传统获取地块的招、拍、挂方式和激烈的同业竞争造就了高地价。而高地价成为各个地产商头上的"达摩克利斯之剑"。与此同时，各地政府都在积极推进自身的"特大城市"和"大城市"的规划，尤其是在"城镇化"政策的引领下。但在新区建设或旧城改造如火如荼的建设中，配套医疗资源的短缺突显，并且在某些区域，此短缺成为此区域领导的燃眉之急。

社区开发者以"医院为主的健康综合体"为理念，在整合地产和医疗板块的资源后，用一种创新模式从各地方政府高效率地获取优质土地资源，即医疗板块专业化协调资源，为区域建设符合区域定位的高品质、高等级医院及其他医疗配套；地产板块一方面获得自己心仪的土地资源，另一方面以现金补贴等方式支持医院建设。

健康综合体可以根据社区的需求，建设独立的或者分散的，面积在200～8000平方米不等的落地运营实体。此实体提供的内容也是根据社区的定位和需求从一整套方案中进行定制。此健康综合体由地产板块负责建设，医疗板块负责此健康综合体的前期规划和后期运营，双方通过一定模式、以一定比例分配盈利所得。

医疗这个行业是个朝阳行业，但是投资规模大、回收周期长。要想在此行业立足、发展、壮大，不仅需要大机构的平台和地产板块的协同资源，而且需要此机构领导的全力支持，需要他们把以健康综合体模式为主的医疗投资提升到机构战略的高度。

若某大型机构计划通过健康综合体模式来发展，首先，此机构要设立独立的医疗机构实体来进行运作，比如地产板块下的医疗事业部或者集团下医疗子公司等。其次，此机构要招揽两支专业团队：一支负责医疗投资；另一支负责投后运营。两个团队可部分转换，比如投资可下沉到投后运营团队，做到投资与运营无缝衔接。最后，此机构要设立一套有别于地产板块的薪酬激励政策和文化宣传体系。

此机构设立好医疗团队后，一方面要与国内3～5家、国外1～2家知名医疗机构建立战略合作伙伴关系，便于获取品牌和专家资源；另一方面要参与到公立医院改制中去，以获取1～2家大型高等级医院资源，以此为人才的培训基地和管理人才的"黄埔军校"，以便在未来支撑健康综合体的大规模复制和发展。

第五节 产业整合者的布局战略

大多数产业整合者从事医疗产品的工业生产与商业营销，包括药品、器械、耗材、设备等，这里面包括了医疗行业的生产商、流通商等。

◆ 产品整合者的客户主要是各类医疗服务机构

产品整合者的客户主要是各类医疗服务机构。这些机构的真正诉求就是更高效、更便宜的医疗产品解决方案，包括物流与服务。医疗服务机构把这些医疗产品与自己劳务等其他服务有机结合，形成诊断与治疗服务，并将其提供给患者。一般涉及医疗产品的医疗收入，包括药品收入、材料收入、部分影像收入（根据不同医院内部支付比例不同）等占据了医院收入相当大的一部分，甚至有些医院该比例超过了六成以上。因此，更快提供价格更低的医疗产品是产业整合者率先考虑的问题。

◆产业整合者应考虑是否要延展到整个医疗服务行业

产业整合者要考虑是否延展到整个医疗服务行业。产业整合者原本只是整个医疗行业价值链的一部分，最多也就是几个环节。一个制药企业，经常会收购一些药品流通企业来做自身的配套。如果再涉及医疗服务机构等医疗终端，那么这个企业的业务就涵盖了整个产业链。当控制整个产业链条之后，该企业通过资源重组就可以最大限度地降低产业链条的成本，最终让终端即医疗服务机构形成竞争优势。

2014年，华润医药收购了中山附属一院与东院（即黄埔分院）的药房管理权和广东省人民医院的药房，这种直接介入医院药房的方式意在"减少医院药品流通环节、降低医药成本、促进医药分开"，也是产业整合者对于相关资源的整合和优化。

◆产业整合者要明确自身目的

产业整合者在考量客户真正诉求和是否要延展到整个行业之后，要明确自身目的。这个目的大部分是通过自身对终端的控制力，增强在行业中的话语权，并依靠这个话语权来换取更多的资源，而后换取利益。对这个控制力的界定，不同的产业办医者有所区别。有些办医者把它界定为利益相关度最大的部门，比如药房与药库，这就成了药房托管；有些把它界定成整个医疗服务机构，这就是医院的投资与并购。

产业整合者也要明确如何构建自己的模式与产品。复星集团通过它的医药上市平台以及相关金融投资机构，目标瞄准了民营的、区域领先的专科医院。它的模式就是利用强大的融资能力和自身实力进行快速、清晰的资产布局；然后通过此布局来赢得医疗行业更大的话语权，以此话语权为契机来更加深入地介入其他已有板块的运营；最后通过对自身投资产业链更大的控制，以资本运作来谋取利润。复星的产品就是这些区域领先的民营医院。

复星医药是一家大型专业医药产业集团，目前已经拥有制药工业、医药商业、诊断产品和医疗器械四大业务板块，并在相关领域内取得国内领先地位。复星集团利用其在医药领域的优势地位，将业务和盈利范围延伸到医疗行业，2011年先后收购了安徽济民肿瘤医院、岳阳广济医院、宿迁钟吾医院、广州南洋肿瘤医院、佛山市禅城区中心医院等，并且是中国第一家外资医院和睦家的大股东。

◆产业整合者如何搭建团队

在搭建团队时，产业整合者经常会犯"先入为主"的错误。由于在产业整合者的母集团中很多人都通过产品制造、物流以及营销等与医疗服务机构的人员打过交道，其中不乏大专家与管理层成员。因此，在办医过程中，就会出现"骄傲自满"地指点江山的情况。殊不知，这种行为是"一叶障目不见泰山"。另外，再加上过去在与公立医院打交道过程中，他们受到了不公正的待遇，心里委屈，所以在投后管理上，很多人又犯了"翻身做主人，解恨打土豪"的角色转换不到位的错误，这导致很多项目在投后漏洞百出、内斗频繁。因此，在寻找内部团队时，一定要寻找对"行业保持敬畏之心，拥有开放心态"的内部员工。

资源对产业整合者不是很难的事情，这里不冗言了。机制，这个又很关键。有些办医者把医疗和医药放在一起看，其实不应该。一个是高端服务，一个是产品制造，两个拥有不同业态与文化。若进行长远布局，把医疗服务当做医药的一个事业部或者子公司，但又因为未来医疗服务一定会成为医药商业的终端，故这样会导致未来的路会越来越窄。华润在这点上就非常清晰。华润医疗一开始就是一级子公司，与已经成熟的华润医药并行向母集团进行汇报。

第六节　金融投资者的战略布局

　　金融投资者本身与医疗行业没有什么天然的交集，因为医疗服务的业务属性导致了其不符合金融投资者高风险、高收益的要求，最多就是在设备融资与公开上市上有不多的交集。但是，随着私募股权基金的兴起，尤其是以科尔伯格—克拉维斯（Kohlberg Kravis Roberts & Co.L.P.，简称KKR）为首的大型私募股权基金对美国连锁医院公司（Hospital Corporation of America，简称HCA）的私有化与资产重整，金融投资者嗅到了暴利的气味，然后大规模参与到医疗服务的投资与管理中来。从2013年10月开始，国内金融投资者批量地参与办医，也正是因为如此。

◆金融投资者的客户诉求

　　金融投资者的客户诉求非常简单和直接，就是更低的风险、更高的资本回报。医疗行业未来发展巨大的潜力与政策红利的交织，

124

让办医成为一个很好的投资项目。与此同时，由于涌入的资本过多，但是投资标的较少，所以在相当长的时间里，优秀标的医院的估值都会保持一个稳定上升且高位运行的状态。

比如运盛实业对于上海国际医学中心的收购。上海国际医学中心还没有正式投入运营，就与运盛实业授权的相关投资机构达成了一揽子的收购协议。按照协议规定，在收购完成后，运盛实业将间接和直接持有上海国际医学中心28%的股份，成为第一大股东。

上海国际医学中心定位为高端医疗市场，它有非常优势的地理位置——毗邻迪士尼乐园，是与全球领先、亚洲最大的医疗集团IHH（IHH Healthcare Berhad，马来西亚综合保健控股集团，简称IHH）旗下的白灰医疗集团进行管理合作的综合性医院。并且，该中心是卫生部、上海市的重点项目，与其他8家著名的三甲医院有着战略合作协议等，有着绝对的资源优势，有着广阔的市场盈利前景。

运盛实业之所以投资该项目也是因为看好高端医疗服务的高利润空间和该中心地理位置所带来的升值空间。该项目的运行和操作有助于运盛实业打通高端医疗服务的通路，让医疗服务领域拓展。

◆ **金融投资者的战略转型主要涉及的问题**

金融投资者的战略转型问题主要涉及是否要建立项目与资源承接的主体，即医疗集团，该集团专门管理投资的项目，并成为资本运作的平台。这个在后面一章会重点研讨。

◆ 金融投资者的目的

　　金融投资者的目的非常明确，就是找到行业内优秀的、价值被相对低估的医院标的，然后进行投资。在投资后，金融投资者再择机、择式地退出。在这个过程中，好的标的一定是被抢夺的，因为金融投资者认为抢夺意味着高价值。

　　复兴医药在收购和睦家的时候就遇到了强劲的市场竞争。和睦家是中国第一家外资医院，目前已经覆盖北京、上海和广州等城市，其母公司美中互利是一家向国内市场提供医疗健康服务并供应大型医疗设备、装备和产品的美国医疗健康公司。在多次增资美中互利、控股和睦家的过程中，复星医药就遇到了私募股权基金凯雷和春华资本等，这致使和睦家的股票交易价格不断被提高。为了争夺竞购优势，复星医药将交易价格由每股19.50美元上调至24美元，收购价格也从1.94亿美元增至2.24亿美元。

◆ 金融投资者的模式与产品

　　金融投资者的模式就是通过优质项目的股权或者债权来赢得

更高收益。这个不冗言。金融投资者的产品包括了很多种类，有股权的、有债权的。股权又包括控股的、跟投的；债权包括夹层贷款等。

◆ 金融投资者办医的体制机制灵活性

金融投资者办医有一个最大的好处，就是体制机制的灵活，尤其是激励机制的灵活。金融投资者只要把自己定义为医院管理层的友好伙伴，在进入医院后，推进相应的股权激励，甚至管理层持股。

但这里面要注意一个事情，一个管理者或者一个专家为医院服务的年限是有限的，尤其是壮年后为医院工作的年限在十五年左右。对此，长线经营的金融投资者要思考一个结合股权、收益权与绩效奖金的综合激励方案，以便让医院的经营收益真正被为医院创造收益的专家和管理层分享。

针对资源，如果不能成立独立实体，承接资源与利用资源就十分困难，在这个层面上，金融投资者只能寻找联盟化的战略合作方，而且不止一个。团队内部可以派遣，外部一定要找到有市场思维与战略眼光的项目人才。在不成立独立实体的时候，小而精的专业团队，再加上各类第三方机构的配合，也会形成很强的战斗力。

第七节　药房托管

◆什么是药房托管

医疗改革中的药房托管的初衷是为了解决百姓"看病难、看病贵"的民生问题。为了斩断医疗机构和医药企业的利益链条，而采取药房托管的方式，将医、药分离，以达到减少"大处方"药的目的。

药房托管是医院委托企业对药房进行管理的简称，是指在不变更药房所有权的情况下，医院将药房委托给企业管理。接受药房托管的企业要是经营能力较强、实力雄厚的药品企业，由其全面负责医院日常所需药品的采购、配送和日常管理。医院和托管企业属于合约关系，双方按照合同的规定，企业上缴一部分利润给医院，医院对药房只有监督的权力，而不负责日常管理工作。

我国最初于2001年进行药房托管改革，当时的三九集团成功托管了柳州市中医院和扬州市中医院等7家药房。经过十多年的发展，我国的药房托管已经取得了明显成效，尽管托管的模式在各地有所不同，但是内涵是一样的，都是为了解决百姓"看病难、看病贵"的问题，切断医生和医药企业之间的不当得利，并且也确实达到了药房托管的初衷。比如根据2006年的统计数据，南京尧化门的医院，其平均就诊病人的花费在药品支出上减少了50%。

◆托管模式

在促进医药分离的改革过程中，药房托管是一种推行范围广、较为成功的改革模式。从目前国内医院的经营模式看来，如果将药房彻底与医院分离，可能会危及医院的生存；如果不分离，会造成百姓的"看病难、看病贵"。因此，药房托管由传统的"以药养医"变为"以药补医"，这是一种医患双方都可以接受的过渡模式。

根据目前药房托管的具体模式，可以概括为三种：

一是固定的利润基数，此基数之内的利润由医院支配，基数之外的为托管方的收入。

二是固定的托管费用，盈利部分按照协议规定的比例划分。

三是无固定托管费用，利润收入按照协商的比例分配。

无论施行何种方式的托管，其根本前提都是要保障患者和医院的利益。尽管药房托管起到了很好的作用，但是还有很长的路要走。药房托管的监管机制不健全，托管的形式简单，覆盖面很窄。药房托管在信息化平台的建设、托管形式的创新和监管机制的加强方面还需要进一步推进。

药房托管作为医药分开管理的一种过渡形式，有利于医院、企业、患者和政府，是医疗改革的必然方向，但是在具体的托管模式和方法上还有很大的探索空间。

◆特点优势

在美国等发达国家，现代化药事管理由医院药学部和医药流通公司一起运作；在中国，医药流通企业正在整合阶段，并只能运作纯销与分销等传统业务。先前从事医药行业的笔者认为中国现代化药事管理完全可以由一家独立完成。因此，谁先投入资源，谁就有可能成为美国的"大型医院药学部+专业（比如康德乐）药事服务集团"的合体，则该合体可以为全中国最优质的医疗服务机构提供现代化药事管理与服务输出。

中国的现代化药事管理与探索属于刚刚起步的阶段，起步比较早的北京天坛、南京鼓楼、上海仁济等医院也只是起步于2011年。由于公立医院体制机制的原因，到目前为止，我们还没有看到完成了初步的机器代替人工，而进行进一步流程再造和精益药房管理等。在这个时点上，若产业布局者在此项目上进行投入，就会达到以下目的：

（1）在中国率先摸索出一套适应中国医院，比较落地的现代化药事管理体系。

（2）在摸索这个体系的过程中，组建和锻炼专业的现代化药事管理体系建设团队。

（3）以旗下医院药事现代化建设项目和团队为支点，与上游药厂设计全新的适应现代化药房标准的包装；与药房机器和软件供应商合作开发有产业布局者部分专利的快发机和药房管理软件。

在达成以上目的之后，就会形成以管理体系、内部团队和联合开发软、硬件与包装标准为基础的现代化的药事管理和服务能力，该能力将成为产业布局者的核心竞争力和重要管理输出。而目前在国内医疗机构施行的药房托管的改革尝试，无疑可以作为现代化药事管理的一个较好的过渡。

药房托管作为改革的新生事物，也存在着其固有的弊端，需要逐步地进行调整和完善。目前中国的药房托管是在非营利性医疗机构进行的改革尝试。基于主体所有权和经营权的差别，政府应该对非营利性医疗机构的药房托管给予适当的补偿，也就是政府应承担一定的经营风险，形成由政府、社会和市场三者共同承担风险的格局，从而建立起政府和市场的双重补偿机制。

药房托管的模式也应该随着医疗改革的深入而不断向纵深发展。近年，由于对医疗机构非公有制改革步伐的加快、非公有制的办医机构逐步增多，因此药房托管也需要由政府主导转变为由市场主导，从而使药房托管中的成功经验和模式进一步地稳定和巩固。政府应加大对药房托管的监督力度并扩大监督范围，包括医院和政府之外的社会机构，甚至百姓也可以参与到监督中来，加强各种托管模式的绩效考核和指标体系的建立，通过现代化的手段和方法更加精准地管理药房，促进医药分离制度的稳健发展。

从管理角度来说，药房托管可以最大限度地促进药房现代化改革的进程。从医生针对每个患者进行病情的诊断，到开处方，再到患者拿到医治的药品，并非外行人士所想象的那样，仅仅是简单的开药、拿药。一种药品从药厂生产出来，到供应商销售到医院，再到通过医院和医生到达患者的手中，这中间需要的环节至少有十多种，在这一系列的管理过程中，最根本的目的就是要保证患者的用药安全。

美国药品机构1999年的报告表明：因药品使用错误导致的死亡病例，每年就有近7000人，造成的直接损失更是高达2亿美元以上。最近有研究表明，每100名住院患者中平均发生6.5起药物不良事件，其中28%可以预防，而在可预防的药物不良事件中，因转抄医嘱、调剂、给药而造成的差错接近总数的一半。在这种情况下，药房管理师的自动化无疑就成为药房管理者迫切需要解决的问题之一。药房的人工管理导致了工作效率低下、差错率居高不下，而且造成患者的排队和长时间的等待。

相关报道中声称："'自动化药房'在襄阳市中医医院正式投入使用，大大提高了发药速度，减少了患者等候时间，保障了患者用药安全。"

◆盈利模式

经济利益

（1）从事药事服务的人工成本降低。以南京鼓楼医院为例，新院建成，病床数从1800张提高到3000张，在此过程中，通过信息化、流程再造，高年薪的执业药剂师只是进行小规模补充。因为基础、繁琐的工作，比如分药、发药等工作被机器取代；机器上药被物业工作人员替代（两万元年薪替代十几万元年薪）；物流和迎检工作被南药（药品流通公司）替代；大部分药剂师把重心放到了临床药事咨询服务上，差错率几乎为零，满意度大大提高。

（2）与流通企业一起做实二次议价。现在公立医院不允许进行二次议价，当然部分公立医院也通过各种模式在进行；社会资本办医的，政府不会严苛。笔者认为品牌和合资药的二次议价可以掌握在产业布局者医院管理公司手中（大部分是外企，严守合规），内地药企生产的药在现阶段应由商业公司去议价（太多不合规的东西在里面，很容易形成新的商业贿赂和灰色产业链）。笔者还认为，把过去没有做二次议价或者已经做了的模式继续做实，拿上游一部分费用来当自己利润，通过前期跟产业布局者医药广东一起和诺华（全球医药健康行业的跨国企业）接触，这种模式完全有可能。

随着药房托管模式的发展，在未来的管理中，很可能实现相关上下游资源更好的整合：

第一，与上游制药企业制定针对药房的包装标准，以此获利：现在药品包装繁琐，包装过度，尤其是针对住院药房的分包，工序非常繁琐，需要人工把包装撕掉等。若产业布局者现代化药事服务团队与上游制药企业联合相关药监部门一起合作打造一套专门的药房，尤其是住院药房的大包装（1000粒装），省下来的包装费和人工费就会有相当大一部分成为医院的利润。

第二，输出拥有产业布局者专利的药房软硬件：进口的药房软硬件都面临着部分水土不服的问题，比如荷兰的门诊快发机，就需要人工一个接着一个地填装。但是这些外资企业，就连一些内资企业，比如苏州艾隆科技股份有限公司，都在摸索一套适应中国医药药房的系列产品，若两者一起开发，就可以联合获取专利，未来可以输出专利。

第三，对外输出药事管理咨询：以医药管理公司为平台，对外输出药事管理咨询，帮其他医院改建药房或者进行新药房规划，收取项目咨询费。

非经济效益

产业布局者，即医院管理的核心竞争力之一。药房托管的模式促使产业布局者内部打造一批拥有药品从业经验的管理人才，这些人才与即将组建产业布局者现代化药事服务团队一起打造的系统会成为产业布局者医院管理的核心竞争力之一。

药剂师的幸福感提高：原来一个药房药剂师发药，每天要来回行走10千米以上，现在通过流程再造和现代化的管理，工作强度降低了，药剂师可以将精力放到重要的临床药事咨询服务上去，幸福感提高了。

◆ **具体实施方法**

药房托管近期很火，笔者很早就开始参与规模化药房托管项目，当然该项目是作为医院投资的一部分。作为药房托管，笔者认为核心应该是借助药房托管的契机，打造属于此医院或者医院管理集团现代化的药事服务，这个服务能力未来可以通过无损复制进行系统与咨询的输出，不应该只停留在"用钱换资源，用资源换更多资源"的模式上。

笔者走访了广东、湖北、上海、江苏等十数家大型医院和药品流通机构，通过调研发现药房托管项目仅是"现代化药事管理与服务"的一部分；与此同时，南京鼓楼医院、广东人民医院、上海仁济医院等各地医疗龙头都发现过去"手拿把抓"的传统药事管理无法适应爆炸式医疗服务的需求和患者日益增长的诉求，开始尝试打造现代化药事管理与服务。笔者认为产品布局者利用此次"药房托管"项目契机，利用一年的项目期打造"中国最优"的现代化药事管理与服务，形成产业布局者的核心竞争力与重要的管理输出能力。

要达到药房托管的目的，必要条件主要有以下三个：

（1）领导的重视和支持。这一点毋庸置疑，没有一把手的支持是不可能开展工作的。

（2）一个现有传统药房改建项目和一个新建医院药房规划项目。团队需要一个现有传统药房改建项目和新建医院药房规划项目锻炼。

（3）一支小规模、跨界的团队。作为团队，在药房托管的业务端需要四类人才：

第一，拥有制药企业商务拓展背景的人才。Pharm BD（医药业业务开发人员）都是从产品经理走出来的，他们熟悉药企的市场营销、定价和成本的整个链条。他们的任务主要包括：和药厂一起制定一套适用药房标准的包装标准（先是住院，后是门诊），在制定标准后，把省下来的包装费用让药厂贴现并将其用于未来医院建设；在建设现代化药事服务过程中，尤其是药房托管和二次议价为契机，利用MNC Pharm（跨国医药企业）里KA部门与销售部门的斗争，帮助KA（大客户）部门做大，削减销售部门费用，把削减部分费用贴现于产业布局者旗下医院的二次议价上来。

第二，拥有初步药房管理经验的、年轻的管理人才。年龄不要超过40岁，为的是他能以更好的心态学习全新的药事管理理念；拥有初步药房管理经验，比如门诊药房副主任或者药剂科副主任，甚至小组组长也成。他们的任务包括：在任何项目中，发现传统药房的弊病和没有效率的地方，进行流程整改甚至再造；用药事的语言给"被现代化"的项目方进行培训和宣传；对内部人员重新进行职责规划，并把相当一部分工作交由第三方运作（比如向机器加药）。

第三，拥有药品物流管理经验的人才。医药流通企业（国有控股企业或者产业布局者医药流通，新上药）中物流部或者大客户部的管理人员。他们的任务包括：协调医药流通企业进行物流延伸项目的实施；对药库进行重新管理，尤其是库存的管理（若这样做，资金使用效率会大大提高）；对药房其他的日常工作，比如上报和迎检、质检、卫生等工作进行重新的任务分配。

第四，拥有医院信息化项目实施经验的人才。现代化药事管理体系可以发挥效力，一个抓手就是信息化系统的贴近使用和成功落地。他们的任务包括：协调硬件和软件的供应方开发适用本医院并且与本医院HIS（医院医疗信息系统）对接的软、硬件系统；培训医院内部信息科的人员，以应对现代化药事系统软硬件的维护（部分由第三方维护）。

明确了人才的类型之后，就需要完成团队的搭建，具体需要完成以下的步骤：

（1）初步搭建。在团队中招聘一名拥有BD（市场开发人员）背景的人员，在产业布局者医药流通借调一名经理，让医疗总部信息部支持一位工作人员，从旗下医院药房或者药剂科抽调一名工作人员组成初步团队；指派一名项目经理负责实施。

（2）项目锻炼。通过一个中型的药房托管和现代化药房建设，推进老医院药房改造；通过新建医院项目，推进新药房规划。

（3）梯队建设。让以上说的这四名"老人"带队组成2～4个全新的小组，以老带新。在此基础上，让他们成为未来医院管理公司中"药事管理部"的中坚力量，对产业布局者内外输出进行管理。

小　结

作为金融投资者，就面临要不要成立独立实体来参与办医。这里面有两个问题，一是这个事情是长期的，还是短期的；二是这个投资规模是大的，还是小的。对于办医者来说，从行业发展来看，办医这个事情至少可以做15年，因此它是个长期的事情。当然有些人，只想利用短暂的资本暴力赚一把，那就没有必要成立独立实体，按照过去传统PE（Private Equity，私募股权投资，简称PE）的项目做就可以了。另外，投资办医规模大，为了更好地控制项目与抵御风险，也需要独立实体来专人、专责地参与运营。

作为运营基金的金融投资者，成立独立实体，不是新鲜事，而且非常具有操作性。美国精品化PE机构Ripple Wood（里普伍德）通过整体收购，成立它在欧洲的分部RHJ International（独立实体），成为专注金融的机构，并在泛欧交易所上市。这个成了基金运作者成立专业实体的经典案例。若基金到期，专业实体还不能顺利上市，还可以通过不同基金"接驳"的方式来保证专业实体的顺利运作。

在成立医疗专业实体之后，运作体制与文化都要与过去的基金运作分开。你应该把这个专业实体看做控股投资的一个独立机构。某个聚焦互联网投资的基金运作机构，在进行医疗投资的时候，就和独立机构团队，通过切分"管理费和分成"的方式来完成集团预算与激励。这种做法十分不可取。

这个实体，其实是从无到有。因此，所打造的团队需要有以下四种素质：

第一，创业精神。新建是很难的，尤其是办医没有没有任何集团化的成功案例可以参照，因此就需要一种乐观与无畏的创业精神。

第二，战略眼光。作为集团，未来运营应该是多家医院、几千张床位，这就需要团队都有战略眼光，找准自身定位。如果没有战略思维，一直惯用微观思维来操作，未来可能某个医院或者科室有了长足发展，但是集团丧失了很好的发展良机。

第三，市场思维。多元办医就是满足患者的差异化要求，这是源泉。但是有一些传统医院管理人士或者专家，在看到2003—2011年的医疗服务市场发展之后，感觉可以"坐等收钱"。在医院的营销等全新课题上，他们不用心、不用力。这样就让此专业实体没有抓住契机——通过摸索与研究来形成自身的核心竞争力。

第四，强执行力。基金运作的实体必然是小而精的实体，但是所干的活都相差不多，因此就需要团队拥有超强的执行力。这个也需要激励机制的配合。笔者一直认为此医疗集团应该是"一个人拿三个人的钱，干九个人的活"。

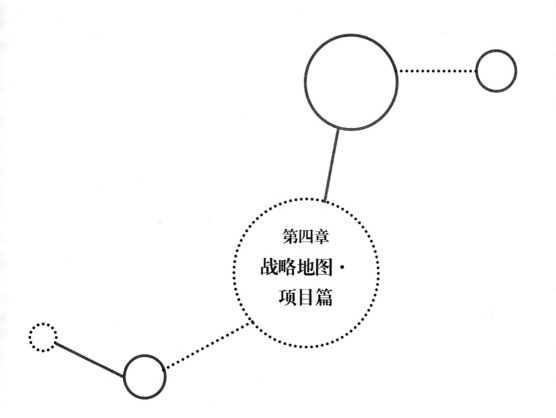

第四章

战略地图·
项目篇

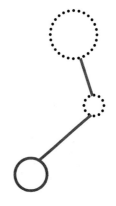

第一节　医院等级分类图

　　医院等级按照卫生主管部门的评审，有三级评选法，即根据医院的规模，包括大小、人员配备、硬件设施、科研能力，分为三个等级，用一、二、三表示，每个等级又有甲、乙两等。按照这个标准，最高等级的三甲医院为最好，其次是三乙医院，以此类推。这也是目前国内医院通用的评审办法。

　　现在有些医院也引入了国际上的评审方法，比如JCAHO和DNV。JCAHO是国际医疗卫生机构认证联合委员会（Joint Commission on Accreditation of Healthcare Organizations，简称JCAHO）用于对美国以外的医疗机构进行认证的附属机构。JCAHO标准是世界卫生组织认可的认证模式，是全世界公认的医疗服务标准，代表了医院服务和医院管理的最高水平。截至2013年，中国国内共有广州祈福医院、北京和睦家医院等23家医院通过了此项认证。

　　DNV认证，即DNV-DET NORSKE VERITAS，挪威船级社，成立于1864年，总部位于挪威首都奥斯陆，是一个权威、专业、独立的非盈利性基金组织。DNV的主要业务是为客户提供全面的风险管理和各类评估认证服务，主要涉及船级服务、认证服务、技术服务等方面。DNV的认证业务始终秉持着技术领先的优势，在世界上获得了超过80多个国家的授信认可，在全球已发出各类管理体系证书65 000张。作为最早进入大中国地区的国际认证机构，DNV于1988年来到中国，目前在中国拥有40个办公室和超过600名员工，已在大中华地区成立了13个办事处，颁发了5000多张证书。

与上述的评审办法有所区别的是，笔者根据这些年观察医院的经验，从办医者角度把医院分为三个等级，即收入型、利润型和规模型。笔者在这里按照西式医院的经营思维，抓大放小，忽略了门诊。但是针对中医医院，这个公式需要调整，因为门诊业务占了相当大的比例。

收入型的计算公式为：

收入=单客价格×住院人数

利润型的计算公式为：

利润=（单客价格−单客成本）×住院人数

规模型的计算公式为：

规模=[（单客价格−单客成本）×住院人数]×医院数量×（1+M^①）

---

① M，指医院的各类衍生业务产生的收益。

◆第一级 收入型

我们从开放床位数与核准床位数之间的区别等几个简单数字，就知道这个医院是否"吃得饱"，再根据此医院所聚焦的疾病种类的诊疗经验，来核实这个医院是否属于收入型医院。一个医院一旦被定义为"收入型"，基本上可以判断这类医院自身通常患的两种"疾病"：一是过度投资，二是营销缺失。很多时候，这两种情形是并行的。

若是过度投资，我们还要看近期的大型新建机构入住率的曲线是不是在一个角度爬升。若新建多年，还存在大量未开放病床，在没有出现大规模医疗团队成员出走的情况下，可以判断这种情况出现的原因是：前期过度投资，后期营销也没有跟上。这样损失的不仅仅是资本，而且会让很多办医者完全退出办医行业。这样的惨痛例子很多。例如，有一家很大的民营三甲医院，成立十余年，由于属于新技术开发区内为数不多的医疗机构之一，因此业务开展得很好。但是此医院的老板因为想继续扩大规模，犯了过度投资错误，"银行贷款和民间资本拆借"全上。最后，由于建设周期和新建医院收入峰值延迟等因素，不得不被债权人接管，最终被一家具有国有背景的机构赎买。此办医者不仅赔光了几十年的积蓄，也彻底退出了办医行业。另外，医院的营销缺失是很多医疗服务机构的通病，这个在投后管理章节具体讨论。

办医者尤其是没有很多医疗资源导入和很强的管理能力的办医者，建议办医开始阶段不要参与收入型医院的项目；否则，一个项目就会变成一个黑洞，会使小的投资机构深陷泥潭，使大的投资机构遭受沉重打击。如某市人民医院，当年在全省是发展最好的两家地级市医院之一。在新区发展中，也是犯了过度投资等错误，设立了庞大的新区医院，导致此新区医院"吃不饱"，而且吸收了大量的老医院的资源和资本，致使老医院发展也乏力，最终不得不转手。

重点关注

此类医院的目的就是率先把全部医疗资源利用起来，首要任务就是把病床住满。按照前面提到的医院全景图，办医者率先关注的是自己与患者的交集即用户界面与洞察界面。用户界面主要考虑的是医疗技能和护理技能是否合格与是否可以支撑业务的发展；洞察界面主要考虑营销能力与各类保险敞口。

核心团队

可以达成此目标，并且让此类医院进行跨越式发展的，一定是创始人，或者是围绕创始人的创始团队。因此，在办医者参与项目过程中，应该以创始团队决策与执行为主，因为他们对标的医院最了解、最有创业热情。

办医方式

作为办医者，参与此类项目的主要方式是参股，因为业务没有达到稳定期，大部分业务的执行与决策依然需要依靠创始团队。若一定要控股，可以分两步走：先参股；设定经营目标后，再以规定价格机制收购创始团队的相应股份或者考虑债转股的形式。

◆第二级　利润型

利润型医院的计算公式比收入型医院的计算公式多了"成本"和"单客利润（单客价格-单客成本）"这两个概念。由此可见，利润型医院比收入型医院的发展更进了一步。

一个医院一旦"吃得饱"了，就会出现看似红红火火，人满为患，实际没有结余的问题，也就遇到了发展的瓶颈问题。按照老观念就是新建医疗设施，然后筑巢引凤。其实这时候的医院已经进入了利润型。此类医院收入已经不是办医者主要关心的问题，而是收入的质量问题。办医者要关注的是如何增加自身医院的各类医疗项目的比例和资源投入，如何杜绝各种浪费。利润型医院应该是办医者的一个较好选择，因为办医者不用进行外部竞争，主要面对的是内部挑战，是可控的。

利润型医院一般是遇到业务的"天花板"，这时候若一味地投入硬件，就会形成重新进入低一级的"收入型"，而且大部分情况会犯"投资过度"的错误。办医者首先要做的是以收入结构为基础的梳理，梳理到每个科室、每个产品（项目）的绩效；然后，根据患者需要，对产品与项目进行归类整合，空出来资源后，才能继续投入，突破"天花板"。笔者每到一个项目上都会认真梳理标的医院的历史，发现每个瓶颈期一般为2~3年，大部分主要依靠外力，比如医保大规模提高、国家政策的扶持。但是对办医者来说，外力这个东风不好借，也不可控，锻炼内功是首选，也可以突破"天花板"。

重点关注

办医者参与此类医院主要关心的是利润。此类医院的医疗水平支撑的医疗质量都被大部分认可了，在营销、保险等方面都有了体系建设。因此，在中期来看，医院的收入会平稳增长或者"天花板下"的高位运行。在这种情况下，利润从精益化管理，即解决各种浪费和调整资源分配与投入。在医院的高速发展过程中，没有时间修炼内功，但当遇到业务发展瓶颈、需要聚焦利润的时候，会发现有很多方面是可以改进的，比如库存管理、资金归集。还有很多医院，以前的科室设置与科室之间的资源分配，都是依靠经验与直觉，没有经过系统化的论证。通过产品与项目的投入、产出的评估，办医者很容易分析出哪些项目应该收缩、哪些项目应该加强。

核心团队

利润型医院的核心团队应该是以院长为核心的医院管理层，即"院班子"。但是针对传统思维的院班子，办医者要引入善于管理与交流的管理团队进行协助，并通过一系列项目，比如现代化药房项目、生活类业务独立等项目，把管理思维初步融入医院管理中。

办医方式

对于此类医院，办医者可以选择参股与控股两种方式介入管理经营。如果选择参股，一定劝说创始团队进行管理层激励，因为这时候的第一推动力已经从创始团队到了管理团队。而作为办医者的定位也是管理团队可以值得信赖的伙伴。办医者和创始团队围绕管理层进行激励的机制，可以最大限度地调动管理团队的积极性，以促使其把管理政策认真落实。如果选择控股，则一定要同时完成管理层的激励计划。办医者对项目"前世今生"的熟悉程度不如管理层，对业务的把握能力也不如管理层，因此还是当好管理层的合作伙伴，为医院进入规模型保驾护航。

例如，徐州市第三人民医院就是通过这种途径完成了改革的目标。2014年新成立的徐州三胞医院管理有限公司，下辖徐州市第三人民医院、徐州市肿瘤医院、徐州市职业病医院和两家社区卫生服务中心，三胞集团控股80%，徐州市政府占股20%。

民营资本的介入让徐州市第三人民医院成功扭转了发展的困

局，从经营管理方式和激励机制的建设等方面都进行了系统的改革，同时兼顾了老国企员工的利益。管理的改革直接带动了医院业务量的大幅度提升。截至2013年，医院的业务收入已从2008年的1.6亿元上升到5.3亿元，床位也从500张增加到了1000张，医院发展逐渐焕发出生机。

◆第三级　规模型

第三级医院，就是最高等级、规模型医院。在探讨规模型医院之前，笔者首先需要明确一个观点：由于患者洞察的区域属性、投射资源的区域半径与衍生业务有效程度三个方面，在国内建立区域化的医疗服务集团比全国性的医疗服务集团更具可操作性。因为从患者的角度来看，在患者不舒服之后，率先想到的是到社区附近的医院就诊，找自己熟悉的医生"瞧瞧"，这就是患者的区域属性。因此，医疗服务机构的业务基石也是立足于社区和社区内的住户。

医疗集团不是一家医院，而是多家医院，医疗集团不仅包括医疗资源，而且有其他相关配套的资源。但是医疗集团的服务半径一旦超过一定的范围，医生、护士等人才与其他资源都很难进行整合，没有这种区域平台整合，也就很难真正地提高效率、降低成本。医院业务是核心，在核心周围衍生出很多其他业务，比如生活类的。这些业务如果仅仅是单一业务衍生出来的，由于规模小，就无法形成规模效应；若是数家医院联合衍生出来的，就可以针对衍生业务成立专业公司来运营。只有这样，才能让这个区域化医疗集团真正建立起围绕医院业务多元化、各个子业务专业化的构架。

重点关注

首先要关注的是此区域医疗集团对区域目标患者的吸引能力，它的一个落地指标就是区域市场占比。当然这个市场占比是针对不同疾病种类的，与传统的大而全的医疗收入的比较，没有任何意义。

其次要关注各类衍生业务带来的效率提高所产生的收益。在一个区域内部，成立专门的各类公司，比如供应链的医药流通公司、生活类的定食供应公司等，这些公司通过不同模式与规模效应，一定要让传统医院业务的利润有一定比例的增长。

核心团队

在这个阶段，区域医院管理集团正在从数家医院的松散联盟到区域化医疗集团的转变，并在这个过程中进行资产和业务的梳理，最终完成资本运作的准备工作。因此，在这个阶段，医院管理团队就只是核心团队的一部分了，真正的核心团队是区域化的医疗管理团队与资本运作团队。在这个过程中，办医者的任务就是补齐医疗管理团队，让其真正可以驾驭"大医疗"，而不仅仅是医疗服务，并引入资本运作团队。

办医方式

面对此种等级的医院，办医者参与方式是"可参、可控、可支撑"。支撑就是办医者可以根据此规模型医院进行融资租赁、可转换债券等一系列金融支撑类的投资。

第二节　医院产品图

前面我们讨论过，医院业务就是高端服务，为什么会有产品？正是这种想法贯穿传统医疗服务行业，导致针对每个患者、每种疾病，看似有临床路径指导，但是"个案化、随意化、经验化"成为诊疗过程的常见现象。见到熟悉的病人就叫名字，见到不熟悉的病人就叫床号；托了关系的病人住院拍片子可以加急，没有托关系的住院拍片子就要早起排队。病区里的患者的观察与比较，弥漫出一句话"都是看同样的疾病，怎么差别这么大呢"。因此，办医者一定要有"产品思维"。

◆产品思维

针对患者医疗服务的诉求提供解决方案，并通过"标准化、流程化和精益化"，把此解决方案的体验、质量与利润不断改善的思为医院业务的产品思维。而这种解决方案就是产品。如图4-1所示。

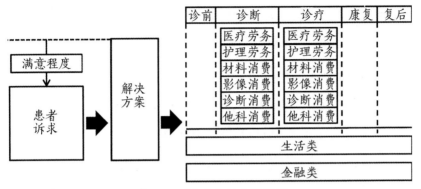

图4-1 医院业务的产品思维

患者诉求如何知晓，需要对目标患者的院内与院外的长期跟踪。随着生活水平与医疗市场多元化，患者的诉求不仅仅是救命与祛病这么简单，医务人员需要用心与患者或者患者家属进行长期的沟通，才能走入患者的内心。因为患者进入医院都非常紧张，很多时候都处于被动，有很多诉求，却不敢表达或者不知道如何表达。笔者曾经参与过一个标的民营医院的调查，医院的地点是在河北。此医院是一家二级甲等专科医院，以治疗骨科及运动损伤为主。患者大部分来自郊区与周边各县。我们通过与患者的进一步接触发现，患者非常希望未来到医院就医可以有救护车来接，并且他们愿意为此付钱。通过与十几位院内患者的沟通，我们发现他们之所以想让救护车来接，并不是因为交通不便，而是只要救护车来到村里，邻里乡亲就会都知道，自然也会表示一下安慰，或者来看望。这个是他们内心真正需要的。因此，标的医院立刻购买了两辆性价院第二年的业务量提升了50%以上。

医院业务需要精耕细作，如同农民兄弟种庄稼一样，在了解患者诉求方面也是如此。不仅仅是找几个医生与护士研讨，或者搞个问卷调查那么简单。而是需要办医者和团队真正走到患者的病床边，走进患者的家里，用心、用情去沟通，这样才能了解到患者的真实诉求。

患者的主要诉求可以推动医院根据现有人员、技术、能力与设施来提供相应的解决方案。这个解决方案一定是超越患者诉求的。这个超越不是多加，而是某种意义上的降低，比如患者认为治疗肠胃性感冒，自费需要200元，医院最后只收了150元，患者感受很好，因为价格是患者的真正诉求之一。这50元的差距就是患者的满意度。

例如，高州市人民医院就是根据医院所处的区域位置特点和该地区患者的普遍诉求，通过"花小钱，治大病、治好病"，以高超的技术、低廉的收费、优质的服务，使广大山区病人不必到大城市、大医院就可以治愈疑难危重病，从而树立了医院良好的品牌形象。这所医院的收费普遍不高，大型高档设备检查费用尤其低廉。磁共振每例检查费680元，只有省城医院的1/3～1/2。一线城市近视眼准分子激光手术2002年每台费用约为16 000元，医院买了一台同样的机器，把每台手术费用定为2000元，吸引了大批患者前来就医。

2005年，该医院门诊量达到54万人次，住院病人37 600人次，手术量1.1万人次，总收入2.4亿元，其中住院病人量相当于当时亚洲最大的医院——四川华西医院的一半。医院的规模、接诊人数、医疗设备和技术，在全国欠发达地区的县级医院中屈指可数。

◆六类产品

　　如果要制造出能够满足患者诉求的产品，则一定是医疗与护理类、生活类与金融类产品的综合"包"。产品制造所涉及的人员也是团队合作，并且针对重要产品的团队都是固化的，设施都是独立的。很多医院为此成立的某某中心，也就是医院内部"专业团队提供专业产品的"1.0版本。为什么说这是1.0版本？因为这类中心仅限于医疗，有的加上了护理，但是绝大部分忽视了生活类和金融类的产品。

　　产品中的生活类部分，不仅包括我们日常想到在院内的衣、食、住、行，而且是针对患者生活的需求，是全天候的生活类解决方案。如河北保定德润医院就以"帮助患者恢复舒适而自由的生活"作为立身之本。作为骨科医院，到这里就医的患者以老年人居多，生活起居都需要陪护照顾。于是，该医院设置了"全程无陪护"病房，医护人员对行动不便的患者实行24小时陪护，照顾患者生活的方方面面，以保障患者生活舒适。为了营造家的感觉，全医院还提供免费的Wifi，方便患者及其家属。

　　生活类产品提供比较好的还有石家庄第六医院。为了提升医院的管理水平和方便患者及其家属的生活，该医院第一次引入了面包新语、万宁超市等。

产品中的金融类部分，主要指的是保险支撑与医疗费用贷款。和睦家就提供了针对目标群体的保险，里面涵盖了体检与挂号折扣的服务。

一旦医院项目等经过产品化思维，就会形成形形色色的产品。对于医院来说，在相邻社区中的增量客户会越来越多。存量客户下降速度低于增量客户上升速度，这两个速度相比较会产生人数之差，这个差距说明进入医院存量体系（医院品牌认可体系）的存量客户越来越多。这种差距就是正向流量，反之就是负向流量。与此同时，对于产品，还有一个重要考核指标利润额。

笔者按照流量与利润额设置两个坐标，并把产品分为六类放入坐标中，如图4-2所示。

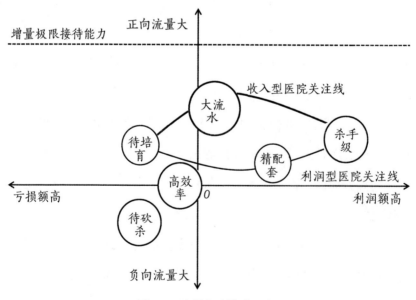

图4-2　流量与利润额坐标

医院多年的积淀是什么？有些人认为是医疗技术，还有人认为是医院品牌。笔者个人认为办医者在投资标的医院的时候，如果仅限于此标的医院，在没有其他战略意义的情况下，那么投资的是存量客户资源，当然还有标的医院吸引增量客户的能力，但这个能力大多数情况下和存量客户资源不在一个量级上。在标的医院辐射范围内的社区，如果一个客户通过医院产品的使用，对此医院产生信任，那么很有可能这个客户甚至整个家庭成员都会成功进入医院存量客户资源库。

既然存量客户资源这么重要，那么办医者首先关注的是存量客户，但是即使你的产品再好，存量客户也会自然消减。因此，办医者还需要用另外一只眼睛盯着增量客户。但是标的医院尤其是利润型医院本身的医疗资源就有限，这就产生了图4-2中的增量极限接待能力。

接下来我们探讨一下产品分类。

大流水产品是指可以为标的医院带来大量增量客户的产品，比如"对公体检套餐"。这类产品可以增加医院的患者体验和感受，从而有助于对相关医疗产品的选择和使用。

杀手级产品是指每年产品数量达到一定程度、利润率较高的产品，比如某些医院特需或者高端顺产套餐。对于这一类产品患者乐于用较高的费用购买和使用，产品属于患者必需的。

高效率产品是指标的医院无法利用自身的医疗资源如场地、设备等，而是需要依靠一些产品来提高自身资源的利用效率，比如某些肿瘤医院投放的伽马刀产品。

精配套产品是指附着于杀手级产品上的配套产品，比如附着顺产套餐的月子套餐。

待培育产品是指医院刚引入新项目或者刚开设的新科室所提供的产品，这些产品由于没有一定数量客户，正在培养中。

待砍杀产品是指既不能带来增量客户，而且是做一单生意亏损一单生意的产品。

六种不同类型的产品对应不同类型的医院，关注点不同。针对收入型医院，办医者应该关注大流水产品、杀手级产品和待培育产品；针对利润型医院，办医者应该关注杀手级产品、精配套产品与待培育产品；针对规模型医院，由于此医疗体系都涵盖了不止一家医院，办医者关注应该超越了产品，而这种对产品的聚焦应该交由具体院长和他的团队。

小　结

　　医疗服务市场未来增长一定是迅猛的，如果办医者想做，一定可以做好。与此同时，对于不同的标的医院，也没有绝对的"医疗垃圾"。只是办医者没有根据环境、资源与团队，导入合适资源、机制，并选择和错误的人站在一条线上，这样可能看似很好的标的医院，也成为资本的天坑。资源与机制，这里不冗言，在投后篇章中有详细的研讨。选择和错误的人在一起，这个也是办医者经常犯的错误。

　　比如华东地区有一家专科民营、非营利医院，拥有600个床位、3亿元左右的年收入，发展前景很不错。创始团队打算卖，办医者由于自己认不清形势，一定要逼着年老体衰的创始人再干三年，对赌业绩，然后对管理团队的态度平淡。这个医院按照分类，属于利润型医院。利润型医院的核心团队是医院管理层，你拉着创始人无非是表现了办医者对项目管理的无知与对行业的懦弱，应该是与创始人一起拿出一定的股权和利润，实施对现有管理团队与技术骨干的激励政策。

还有一个例子，某大型基金成立跨区域的医疗服务集团，然后只青睐医院管理团队，而对比如资本运作、供应链、内部培训等一概漠视。这就是典型的"行业新奇病"。在医疗集团，医疗服务管理只是其中重要的一部分，不是全部。医疗服务集团首先是个集团，办医者要站在掌控区域医疗资源与规模的高度来搭建自己组织架构与管理体系，包括薪酬激励。

这些例子反映出对其他行业还保持敬畏态度的办医者，在医疗行业就开始反商业常识了。更有很多公立医院改制的案例，办医者选择时刻与更高层面领导进行沟通，而忽视了与医院管理团队进行沟通，更忘了中层的技术骨干。在运营时，这种忽视未来会通过各种摩擦与错误"还回来的"。

产品思维是一个办医者的基础思维，这里面融入了标准、流程与精益管理的思维。针对办医者，如何利用这个工具呢？在投资层面，在进行尽职调查与业务梳理的时候，拿出三个最大科室、流水最大的三个项目进行产品化的分析。这里面要配合商业尽职调查、财务尽职调查与人力尽职调查。这些产品就是此医院过去品牌积累落地的体现，也是办医者未来进入标的医院的拳头产品，是未来医院产品序列中的基石。产品思维与投资回报思维及精益化管理思维结合，未来就成为办医者在参与医院管理中，项目立项与投资的重要思维工具。

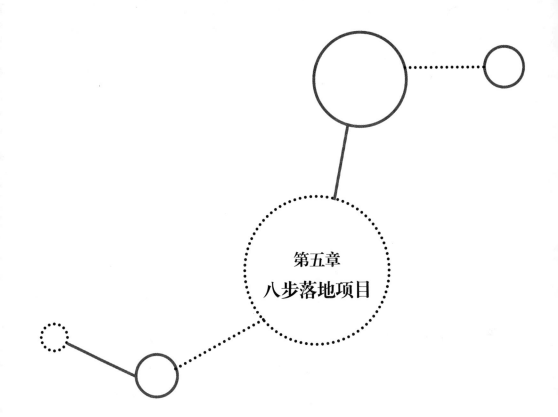

第五章

八步落地项目

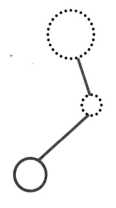

第一节　寻找标的

　　在这个阶段，由于压抑的办医激情与巨大的市场潜力释放，资金不停地向标的医院涌入，但是资金的大潮冲到办医者的门口之后，全被拦截在办医通道之外，这个狭小的门口就是优质标的医院。由于资本具有前瞻性和快速性的特点，这与办医市场的创业团队和改制标的的保守、缓慢的特点形成一个巨大的矛盾和差异。另外，资本市场的高估值时段是可预估的。综合这个差异与预估就导致优质标的甚至是标的变得相对抢手。从笔者多年的办医经验来看，2013年11月是一个分界线，在这之前，优质民营医院的估值都相对合理，不透支未来；在这之后，优质民营医院的估值开始透支未来，甚至漫天要价。即便如此，还有一些大型机构在兴致勃勃地参与，可见标的的相对稀缺性。

　　其实标的在有经验的办医者眼中并不缺乏，而且获取是相对简单的。试想，如果连项目源的获取都如此复杂，那么后面的项目落地与投后管理，让办医者如何承受？因此，项目通过系统化的梳理与行动是很容易获取的。从项目获取的方式来看，可以分为主动性项目与被动性项目。

◆ 主动性项目

主动性项目主要是指办医者通过自身资源与渠道，首先与医疗管理机构或者医疗服务创始团队进行沟通，把公立医院、企业医院或者民营医院改变成可以进行后续资金运作的项目。如华润等大型机构所做项目绝大部分都是主动性项目。主动性项目可以通过区域化深挖和专业化横扫这两种方式获得。

区域化深挖是办医者运作区域性医疗服务集团最贴切的一种方式。第一目标是区域领先的大型公立高等级医院。首先，办医者要确立是否成立医疗服务集团。如果是，就应该按照自身的资源建立区域化的办公室与行动小组，比如华润等机构，他们的项目落地之所以非常快，其最重要的一个原因就是他们实行了项目经理与团队驻地制度。

办医者根据自身资源确立了办医的区域之后，需要设置区域化的办公室与行动小组。针对政治中心和经济中心相隔较远的省份，有的时候需要建立两个办公室或者两个小组，比如我们要在华东某省建立区域化的医疗服务集团，就在北部的省会城市和南部的工业城市设立了两个行动小组，分别负责项目的寻找和落地。这种地区的首选标的医院一定是各个地级市的区域领先性的公立医院，方式就是公立改制与增量改革。如华润参与的云南省昆明市儿童医院的股份制改造就采用了这种方式。

2012年4月12日，华润医疗集团与昆明市卫生局举行了昆明市儿童医院股份制合作签约仪式，改制之后的昆明市儿童医院由华润医疗集团持股66%、昆明市卫生局持股34%。改制之后的儿童医院主要在业务规模、运营效益、管理水平等方面进行了增量改革，通过建立现代化的管控体制，增强昆明市儿童医院的规模和实力，更多、更好地为昆明市乃至云南省的患儿服务。

其实，在区域化深挖的过程中，也会得到"搂草打兔子"的机会。在办医者深挖的区域中有很多不为外界所知道的，但是质量很好的民营医院或者新建医院，在深挖的过程中可以得到了解这类医院的机会。笔者在华东某省的办医过程中，通过多次和卫生主管部门的沟通，得知在临近某地级市有一个民营医院。这个民营医院从来没有听过，即使听过也不会觉得它是一个优质标的。但是卫生主管部门领导建议笔者和团队过去聊聊，说此标的的创始团队"很有一套"。笔者和团队抱着试试看的态度与该医院取得联系，并过去考察，结果发现果真是个好项目：它是拥有500个床位的二甲专科医院，其中一个专科非常有特色。在业务量上，它的营业额刚过一亿元的"天花板"，学科建设与人才储备足以支撑其向三亿元的营业额进发。

主动性项目的另外一个方式就是"专业线横扫"。在办医者确定战略要瞄准某类固化疾病的时候，就要通过专业线进行切入了。专业线就是针对某类疾病的医疗技能与护理技能的专业人士及活动组成条块化的交流平台，比如某学科在各地的主委、"顶级手术匠"类型的大专家或者专业学术活动的组织者等，都是进入专业线的突破口。某国一个有银行背景的医疗专业基金的两位负责人在一次参加某专业化学术活动的时候，听到了领导在发言时的"机会暗示"。在会议完毕之后，两人直接冲上讲台，条分缕析地介绍了相关的情况后竟然成功地获得了项目，并且将其办成了多元办医的第一个经典案例。尽管后来因为各种原因，两人所在的机构并非参与到该项目中，但是这个项目点燃了一个大机构的办医热情，恰恰又是这个大机构点燃了医疗行业的多元办医模式，而这两位办医者以创业者的热情点燃了这个项目。

针对一些固化疾病，做得比较好的医院很容易形成品牌，以此可以通过平台运作的方式，进行无损复制，如"佳美口腔"就是采用了这种无损复制的形式。

随着人们生活水平的提高，对于口腔健康的重视程度越来越高，投入到口腔医疗的消费额度也不断增加，也客观上促进了佳美口腔的快速发展。佳美口腔作为专业的口腔医疗诊所，运用了"10万元装修+10万元设备+10万元耗材"连锁的方式进行了全国扩张。在连锁经营中的原材料采购优势、品牌效应及后台资源共享、广告费用均摊等因素，都可以推动口腔连锁医疗机构可复制、可持续发展。佳美的连锁经营让其拥有了统一的标准，医疗质量得以保证。佳美口腔定位的目标客户是中端市场，也是潜力最大的市场。截至2006年8月，佳美口腔已在全国拥有45个诊所，净利润率达到25%左右。

另一家口腔专业连锁医疗机构——瑞尔齿科。它与佳美口腔在经营方式上都采用了连锁的模式，但是也有着很大的不同。瑞尔齿科面对的是高端医疗服务市场，长期以来致力于为国内中产阶级及外籍人士提供一流、专业的齿科服务。与高端的瑞尔齿科的定位相关的是，瑞尔齿科的门店没有佳美口腔广泛，全国仅有的11家诊所都是集中在北京、上海、深圳等一线城市。瑞尔在服务方面也更加完善，有顾客回访制度，在治疗完后，医生会亲自打电话跟踪病情，让患者感觉贴心，很负责任。

在主动性项目的寻找过程中，有很多误区。比如某产业机构，办医者根据"某医院榜单"让团队成员一家挨着一家去敲门拜访，去混脸熟。这种做法看似合理，团队也非常忙碌和辛苦，但是会陷入"忙而无功"的误区。

首先这是在战略上对办医者的敷衍，是充满了追逐资本暴利的投机心态。第一，任何一个榜单即使再全面，也不是从办医者的角度去写的，在这个层面它只能作为一个参考，而不能成为一个指导。若这个机构用这个榜单作为自己项目的行动指引，说明该机构对办医这个事情敷衍了事。第二，此榜单所涵盖的上百家医院的目标疾病与所在区域各不相同，这样盲目地、扫街式地寻找项目，不仅透露此机构办医战略上的缺失，而且会让办医行业对此机构的口碑一落再落。因此，这种"上门推销"的办法是不可取的。

◆被动性项目

被动性项目主要是指办医者通过专业办医的投资顾问与办医圈资源共享获取的项目投资与跟投的项目。当然这种跟投很多时候也可能是控股的，尽管笔者和团队相对所控的资本体量较小，但是善于寻找与落地大型项目。因此，在项目操作过程中就需要和另一个大型机构进行合作，这其中就包括了控股权的移交。很多投资机构由于自身投资团队人数限制与落地资源有限，造成大部分办医项目都是被动性项目。

从2011年开始，就有一批从民营医疗机构与投资银行出来的人士成立专业的、针对多元办医的投资顾问公司。这些公司自称为办医行业的卖方顾问。他们效率极高，利用自身对行业的洞察与行业资源积累发掘主动性项目，然后进行基本业务梳理与项目"排雷工作"，形成可落地化的投资方案，通过各种渠道进入投资界。如上海的开元骨科医院就是通过投资顾问的推荐，很快地完成了多元化发展的改制。

作为上海首家医保定点骨专科医院，开元骨科医院具有强大的优势资源，不仅是上海市社会医疗机构优势专科、上海四星级示范医院、上海浦东新区重点学科，而且是国家"数字健康快车"远程医疗上海骨科专家中心会诊基地、社会医疗机构协会常务理事单位、上海市"诚信创建企业"。经投资顾问将其投向市场之后，2012年7月13日，奥亮集团向独立第三方谭振宇及秦志明，收购持有上海开元骨科医院的开元管理70%的股权，作价现金7700万元人民币。这个项目背后就有专业医院投资顾问进行全程运作。

需要注意的是，大型咨询机构或者其中高层作为投资顾问的项目大多数需要审慎评估。因为，首先这些机构或者高层人才缺乏对这个行业的洞察，尤其是对项目可行性的洞察。其次这些投资顾问会按照原来的思路来为办医者服务，很多时候会把办医者引入一条歧路，好心办坏事。笔者曾经拿到过某大型知名咨询机构推荐的中外合资护理机构项目。项目看起来非常漂亮，但是在推进过程中，笔者深感推进无力，就像"一支空军配合一个陆军士兵在打堡垒攻坚战"，最后只能是在浪费半年时间之后不了了之。当然，还有很多自然人充当办医投资顾问的，那就更需要审慎了。因此，笔者坚信"专业的人做专业的事"，办医也是如此。

另外一个被动性项目来源就是办医圈交流。圈子文化普遍存在，正如美国有独特的兄弟会与姐妹会文化一样，这种文化其实是精英文化的一种表现。圈子文化以及所形成的小规模交流平台，既是资源交换的交易场，也是价值趋同的聚集地。笔者所在的办医圈，见证了圈子里的人来来去去，但是从来没有见到过价值对立的人成为圈子里的核心人物。总体来说，办医圈内的核心是由一批有理想、有信仰的办医者组成的。办医圈的范围虽然很小，但是非常团结、和谐，对于圈内的不良行为，比如拖欠尾款、态度傲慢等都会受到圈内人士的共同抵触。

办医者的圈子中有三个落地的分会，规模最大的是北京，其次是上海，最后是香港。每个圈子的资源与功能也不同。按照项目来源，北京基本上是大项目，主要是公立医院；上海基本上是中等项目，主要是民营医院；香港基本上是融资类项目，主要是夹层项目或者充当定向项目类的。

第二节　筛选标的

第一批办医者在筛选众多标的的时候，大部分是靠经验或者靠战略布局的落地，即使勉强凑了个筛选模板，也是临时倒逼出来的。笔者也经历过这个阶段，一开始满眼都是好项目，尤其是走过满是患者的门诊、满是加床的走廊的时候，作为办医者总有一种热血贲张、想立刻把医院拿下。但随着每周参观的新项目与对比越来越多，慢慢就出现了审美疲劳，觉得哪个医院都有很多毛病，都不应该投资，应该自己新建医院，一次性把这些缺点与毛病都改过来。最后除了剩下一堆项目以及附加的一些差旅费发票与标的文件之外，没有太多有价值的东西。

在有过类似的经历之后，办医者应该适时地反思是否一开始就应该有一个数量化的体系用来筛选标的。这个数量化的体系应该具备这些功能：标准化的打分体系和数量化的评估体系以及自身经验体系。

第一个功能是建立标准化的打分体系，即数量化的评估体系，以此来佐证办医者的经验与直觉的判断。中国已经经历过野蛮生长的管理与投资时代，其他行业要想成功，已经开始用双核系统来判断项目立项与投资。双核系统包括管理层的经验和直觉以及标准化打分体系与数量化的评估体系。

企业标准化管理体系涉及企业管理制度的方方面面，包括组织管理、人力资源管理、生产管理、技术研发管理、设备管理、质量管理、财务管理、物控管理、营销管理等方面，这些完备的制度体系是保证企业组织良性发展的基础。而针对各项标准所进行的系统内部或者外部的自评和外评的打分分值，就是判断系统健康与否的衡量标准之一。

对于从西方管理学移植过来的数量化的评估体系，中国的管理者也并不陌生。评估体系是指由表征评价对象各方面特性及其相互联系的多个指标，所构成的具有内在结构的有机整体。但是由于这种数量化条条框框的做法不符合中国人的日常习惯，导致实际落地使用的不多或者敷衍了事。但如果将这两套体系同时使用、佐证，再犯大错的几率必将大大减少。办医也是这样，如果用数量化的体系辅佐经验体系，就减少了犯大错的可能性。

第二个功能是管理者的经验体系，也是企业自身经验教训的一个积淀。一个体系找什么做参数、比例多大，设置多少分的门槛，这个要办医者和其团队通过项目一个接一个的探讨与反思才能修正过来，一个真正有价值的办医团队的真正武器之一就是经历实践的筛选体系。

为了更好地筛选出优质标的，办医者有必要通过三个步骤来搭建自身的数量化评估体系，即打分体系。这三个步骤分别为抽取参数、调整比重和设置门槛。

◆抽取参数

这些参数不是随手、凭着经验东拼西凑出来的，而是有标准可以遵循的，这个标准就是医院的全景图。在学习这一章节的时候，办医者要在脑子里浮现"三圈相交"的医院全景图。以下这三个版本的形成是笔者在办医过程中经过不断地学习积淀而来的，各版本没有高低之分，各有功用。

1.0版本

这个版本的基础是全景图的三个圆圈，分别是患者与支付、医院和医院人员。产生出来的主要参数包括业务量、财务量、医保敞口、高级职称医生数量、护士数量、大型资产、医院等级与荣耀等。业务量与财务量还可以继续细化，办医者根据自身的需要进行细化。

这个模板是第一个版本的模板，参数相对粗放，但是便于办医者进行对当地项目的挑选。笔者曾经到华东某省地级市去和卫生主管部门进行交流，就是用这个模板和经验，在一个小时的探讨过程中，确定合作标的的。此模板最大的优点就是快、好用，缺点是不精准。

2.0版本

这个版本的基础是全景图的三个重叠界面，分别是洞察界面、用户界面和管理界面。产生出来的主要参数包括营销能力、社会责任、保险种类与规模、三大核心科室的产品质量与营利能力、文化匹配程度、机制灵活程度、三大核心科室的财务量与业务量等。当然里面一些参数都可以继续细化。

3.0版本

这个版本的基础是界面的下一层的指标，包括客户服务能力、口碑管理能力等。

◆ 调整比重

办医者对标的医院的筛选，通常设置的打分体系是100分体系，每个参数要辅以一定的分数，3分、5分或者更高。办医者要根据自身的属性（社区开发者、产业整合者与金融投资者）和投资目的来调整这些参数的比重。比如产业整合者关注的主要是流水与业务量，金融投资者则更关心财务数据。当然随着办医者的不断探索，这些比重会不断调整。

与此同时，办医者还要根据医院的类型，即收入型医院、利润型医院和规模型医院来调整这些参数的比重和分值，因为就像前面章节探讨的一样，不同类型的医院关注的点不同，因此参数的比重也不同。比如对于收入型医院，办医者主要关心的是流水与营销能力；对于利润型医院，办医者主要关心的是结余、经营性现金流与服务技能、管理技能；对于规模型医院，办医者主要关心的是衍生业务营利能力与市场占有率。

◆ 设置门槛

通常打分体系要设置三档分值，这些分值就是门槛，办医者自行根据需要来设置。第一档是要立项和进行项目的下一步的；第二档是要进入储备项目库，由办医者团队成员定期回访与定期重新打分的；第三档是直接扔掉，不浪费精力的。

但是，对于有战略目的的旗舰医院，可以进行升档或者加分处理，这个要严格遵照标准执行，不能随便更改，不然整个体系又成为"拍脑袋"决定了。笔者曾经操作过一个南方最有影响力的旗舰医院，这个对于当时所在的机构有极大的战略意义，尤其是从社会责任与产业布局角度。但是按照第一代打分模板下来，只进入了第二档。笔者不得不写了一份关于此项战略意义的项目意见书，并通过领导向上级领导汇报，经历过坚持与反复之后，才做了升档处理。从整个过程来看，过于繁复，但是笔者越来越感受到这样做的必要性。投资是一门艺术，首先要有坚实的基础，办医者的投资也是一样。

第三节　交易方案

办医者在与医院沟通之前，一定要确定交易方案。交易方案的制订既可以明确办医者的办医思路，也可以作为与医院谈判、沟通的指导性文件，在办医的过程中具有纲领性的作用和价值。通常这个交易方案由一明一暗两个子方案构成。

◆ "明"的子方案

这个"明"的子方案就是投资方案，这个投资方案需要关注的要点是标的医院、交易主体与双方承诺。

标的医院就是办医者要投资的医院。办医者先前经过筛选的标的医院，也就是看中的标的医院一定要在这个方案中确定。以前曾经发生过因为标的医院指代不清，从而导致双方扯皮的事件。

标的医院的确定可以通过主管部门的正式注册名与地址等多种

方式进行确定。与此同时，尤其是面对公立医院的改制，经常会面临资产包或者老医院、新医院一起谈的情形。在这个时候，一定要确定其他医疗服务机构是标的还是投资的硬性条件，标的是投资后的资产，条件是双方的承诺，不能含混不清。

交易主体是与办医者所在机构进行交易的甲方。办医者的机构可以新设或者使用已有的。进行交易的甲方需要确认它的交易能力与标的资产的关系。在进行公立医院改制的过程中，主管机构认为交易主体很多时候不能满足法律的规定，虽然在一定程度上可以寻求突破，但建议办医者尽量合法合规。

在和民营医院的交易过程中，有些民营医院在当地的情况是：一个机构"两张皮"，而且还存在"公司套公司"的情形。办医者一定要通过调查，明确交易主体是否真的拥有交易能力，不然会衍生出很多后期的困难。

双方承诺是指交易的双方在交易过程中以及交易后，都应该承担的责任与需要交付的东西。在双方承诺方面，公立医院改制应该关注的是土地的确权确责等，民营医院应该关注的是业绩的承诺等。

◆ "暗"的子方案

这个"暗"的子方案就是融资方案，包括资本融资与业务融资两部分。在进行投资过程中，办医者需要在一开始就明晰主体资金要从哪里来，要通过何种方式引入这部分资金。因为随着办医的深入，就会出现各种金融机构和产业方都想参与进来，并通过各种金融工具进行尝试的情况。如果不提前做好融资方案，很有可能会在后期出现混乱。

资本融资参照传统的私募股权投资基金的融资主要分为两大类，包括债务性融资和权益性融资。债务性融资又可以分为银行贷款、发行债券和应付票据、应付账款等。权益性融资主要指的是股票融资。债务性融资构成企业的负债，企业需要按期偿还约定的本息，债权人一般不参与企业的经营决策，对资金的运用也没有决策权。而权益性融资构成企业的自有资金，投资者有权参与企业的经营决策，有权获得企业的红利，但无权撤退资金。办医领域的资本融资采用较多的为股份（普通股与优先股）、债务（质押贷款与夹层贷款）、可转换债券等。

业务融资主要指的是办医者利用标的医院与供应方或者利益相关方的业务往来，通过资源和权力质押与交换的方式来进行业务上的融资。业务融资主要包括供应链贷款和新建项目的基建贷款等。

在制订"暗"的子方案的时候，办医者需要注意的问题是，无论办医者是社区开发者、产业整合者还是金融投资者，都不能忽视投资回报率的问题。因此，合理进行多渠道融资，不仅可以降低项目风险、提高项目回报率，而且可以把更多关联方纳入项目之中。

第四节　尽职调查

　　办医者确定了交易方案和与标的持有方，并签署相应的协议之后，就可以开始进行尽职调查了。尽职调查是个技术活，如何在最多45天的时间内，还原一个医疗服务机构的前世今生，并且将这些信息体现在短短的几页文件中，这需要办医者和其团队的拼命努力。尽职调查本身就很复杂，涉及的子调查也很多，尤其是用于企业并购尽职调查的很多东西并不适用，更多的是需要办医者在实施过程中根据自己的经验积累而来。

　　尽职调查指的是在企业的配合下，借助中介机构对企业的历史数据和文档、管理人员的背景、市场风险、管理风险、技术风险和资金风险做全面深入的审核。办医者的尽职调查也就是对标的医院的各项指标进行审核的过程。

◆尽职调查目的

　　尽职调查的目的是全面了解和掌握卖方的全部情况。从买方的角度来说，尽职调查是风险管理的一部分。为了避免潜在的财物和运营的风险，办医者有必要通过实施尽职调查来补救买卖双方在信息获知上的不平衡。尽职调查也可以为下一步谈判提供必要的数据资料。因此，办医者尽职调查的目的非常清晰，主要有三个：

第一，收集用于进行标的医院估值的信息，并用此信息结合内部估值模型形成此标的医院的内部估值。最后尽职调查结束，呈现出的结果一定是一个数值，不然没有任何投资参考价值。

第二，调查标的医院实际的业务状况，包括人员、财务、管理、运营等方面，以方便为投后管理团队输送以"业务梳理"为主的信息。

第三，以商业计划、内部估值、业务梳理等尽职调查的主要交付物为蓝本，并结合交易方案中的融资方案向决策层与战略合作方、融资方说明此次交易的合理性和可行性。

◆尽职调查模式

尽职调查模式主要是指确定尽职调查的范围与颗粒度，这个可以根据办医者的自身需要来设定。其范围主要包括院内与院外，也可以说是尽职调查涉及的广度。在这些所有的范围中，并非每一项都需要事无巨细地了解，而是应该根据主次进行适当的取舍，比如院内，笔者按照经验只会重点关注流水最大的三个科室。

颗粒度就是办医者要把握尽职调查的程度调查涉及的深度，比如核对收入是对比一下各个表格，还是直接上来就去抽查病例等。

◆尽职调查种类

办医者的尽职调查主要分为商业尽职调查、业务尽职调查、财务尽职调查、法务尽职调查和人力尽职调查五大类。如果涉及非营利性与营利性的转换，或者供应链公司打包购买，还需要在财务尽职调查中加上税务尽职调查模块。当然办医者还需要更多的信息，可以展开更多的尽职调查，比如IT系统等。

◆尽职调查团队

尽职调查团队一般由办医者（投资方）、医院管理层（标的方）、主管机构或母集团（出让方）以及第三方专业机构四方组成。其中应该由投资方与标的方领衔尽职调查小组，按照尽职调查种类进行条块化管理。与此同时，一定要进行条块化管理，让投资方的各个成员成为子尽职调查的负责人。只有通过专人负责制才能更有效地把尽职调查进行下去。

◆尽职调查机制

尽职调查机制主要包括专人负责制、资源共享制与节点会议制。专人负责已经探讨过，此处不再冗言。

资源共享在尽职调查中是非常有必要的。因为无论是法务尽职调查、财务尽职调查还是商业尽职调查都需要访谈同一个人，访谈相同问题、调查相同数据或者资料，这就需要一个资源共享机制。即"统一的信息索取格式+共享看板+在线资料库"。统一的信息索取格式包括数据的一致性、访谈问答格式化等；共享看板包括在线共享的日程表和交付物成型表；在线资料库包括可以随时调取的在线资料库。笔者和团队经常使用的是 "Google Calendar +Google Doc +Dropbox"的组合，快速、低廉、有效、安全。

针对节点会议，需要子尽职调查小组长每天和整个尽职调查负责人进行沟通，每周整个尽职调查团队要开尽职调查全体会议，通过会议来推动尽职调查机制的快速推进。

在尽职调查中，通常针对小项目，三周就可以搞定；针对大项目，需要45天才能完成。但是一个团队的活力程度就是三周，如果面对大项目，一定要分成两个阶段，中间阶段开始前的2～3天一定要安排休息，不然后期没有了战斗力就不行了，这个需要办医者时刻注意。

第五节　资产审计

资产审计是指对企业流动资产、长期投资、固定资产、在建工程、无形资产、递延资产和其他资产所进行的审计。资产审计的目的意在调查企业各项资产账簿和会计报表的真实性、完整性、正确性、充分性和合法性。针对资产性质的不同，审计的项目也有所区别。

但是，医院的资产审计不同于传统的并购与投资的资产审计，由于自身行业属性的原因，有太多无形资产和长期资产。医院最大的资产是品牌，这个品牌是无法用货币价值来衡量的，因为品牌也是非常脆弱的，一个有社会影响力的事件足以毁灭一个高等级医院几十年积累的品牌价值。支撑品牌最重要的一点就是医疗人才。人力资本的价值评估也是一大难题，如果仅仅是按照咨询公司来估值不一定合适。因此，在这里笔者只能根据自己在实际操作中摸索出来的经验进行探讨。通常来说，资产审计包括外部审计和内部审计两种形式。

◆外部审计

外部审计是办医者认可的、办医者和医院双方都满意的审计形式。这个审计很多时候是与财务尽职调查一起进行的，这样可以确保在紧凑的时间内更加有效率地完成工作。

外部审计是指独立于办医者和医院以外的国家审计机构所进行的审计，包括独立执行业务会计师事务所接受委托进行的审计。外部审计包括国家审计和社会审计。国家审计是指由国家审计机关所实施的审计。国家审计的主体是审计署以及各省、市、自治区、县设立的审计机关，对被审计单位的财务财政活动、执行财经法纪情况以及经济效益性进行审计监督。社会审计是指由经政府有关部门审核批准的社会中介机构进行的审计，其主体是注册会计师。办医者针对医院的外部审计主要指的是社会审计。

外部审计虽然是办医者和医院双方都愿意接收的审计方式，也存在着不受依附关系等条件限制的优势，具有相对的客观性和公平性的特点。但是，由于外部审计机构对于医院的情况和流程、经营特点不是非常了解和熟悉，在审计的时候容易造成组织内部成员的抵触和不配合，可能增加审计的难度。因此，就需要内部审计与其相互配合进行。

◆内部审计

内部审计主要指对组织中各类业务和控制进行独立评价，以确定是否遵循公认的方针和程序，是否符合规定和标准，是否有效、经济地使用资源，是否能实现组织目标。办医的内部审计与传统意义上的内部审计有所不同，这个内部审计是办医者主导的，只需自己知晓即可。由于内部审计是聚焦的，是重点深挖的，因此办医者一定要委派专业财务人员进行，并把关键的几个问题搞清楚/搞透彻。

内部审计包括两个方面：一个是有形资产的审计，另一个是无形资产的审计。

有形资产包括土地和长期大额债务两方面。土地是附着其他资产的保障，一定要明确医院的土地性质、价值、来源背景。土地来源背景一定要清晰，土地一定要在进行投资医院之前就确权确责，不然这个"雷"在投后一定会成为悬在头上的"达摩克利斯之剑"①。即使不爆炸，你付出的沟通成本和精力也远超过投资之前的付出。长期大额债务要通过访谈来了解清楚其来龙去脉，比如有

---

① 达摩克利斯之剑，源自古希腊传说：迪奥尼修斯国王请他的大臣达摩克利斯赴宴，命其坐在用一根马鬃悬挂的一把寒光闪闪的利剑下，由此而产生这个外国典故，意指令人处于一种危机状态，"临绝地而不衰"，或者随时有危机意识、心中敲起警钟等。

些公立医院的大型设备抵押了数次，第一次还是为自身发展，后面都涉及关联方。这里面衍生出的财务风险不能说不大，因此要明确其来源。

无形资产中重要的一部分是编制。事业单位的医院并非一定就是公立医院，由于历史的原因，在某些地区，一些民营医院也是事业单位。无论什么人在管理，一旦是事业单位，就要明确拥有多少编制；哪些编制是实编，哪些编制是空编。另外一部分是养老，尤其是针对公立医院改制，由于养老体系没有并轨，公立医院自身要承担一部分编制内养老和大部分无编制人员的养老问题。因此，在公立医院的改制过程中如何提留改制成本是必须搞清楚的问题。只有这样，才能保证在计算成本时有充分的依据。

第六节　业务梳理

　　业务梳理的工作被很多项目操作者放到了尽职调查之后，或者签订协议之后，其实这样做不符合投资的初衷。办医者要真正想做好标的医院，一定要明确投后通过业务梳理与协同效应来提高标的医院价值的幅度到底有多大。

　　笔者曾经作为顾问来审视一个民营专科医院的项目，发现这家医院的办医者打算通过消减成本来提高绩效，殊不知此标的医院的管理水平已经代表国内医院管理最高水准，挖潜的难度很大，通过降低它的各种浪费来提高价值，性价比很低。如果以此作为投资标的的一个依据，笔者建议可以暂停此项目。因此，业务梳理一定是同尽职调查等并行，并以尽职调查收集来的信息汇总作为依据，同时要结合自身的管理能力与占有资源情况，撰写投后一百天、一年的行动计划和三年的规划。

◆业务梳理团队

办医者在组建团队时，需要慎重选择团队成员，因为通常情况下项目组的重要成员就是准备派入标的医院的常驻人员。团队成员可以协助尽职调查等工作，但主要还是进行业务梳理，熟悉标的医院的内外部环境与主要人员，以便于他们可以在签订协议和正式移交之后，很快与现有管理层一起进行工作，落实投后一百天和一年的行动计划。办医者只有通过这样的人事布局才能做到项目落地与投后管理的无缝衔接。

如华润等大机构的运作机制是：项目负责人直接作为派出方的一把手进入标的医院，也是尝试项目与投后管理无缝衔接的体现。但这种机制对选择项目负责人的标准非常严格，这个项目负责人的能力一定是非常全面的，因为毕竟落地项目与管理大型标的医院需要的人员素质和能力要求有所不同。

◆业务梳理过程

业务梳理的过程中所遵循的框架是筛选标的打分体系的3.0版本，所应用的信息来自尽职调查与资产审计等项目活动。比如通过人力尽职调查，办医者明确了医院的管理技能、服务技能的缺失程度，医生、护士数量是否满足发展需要等。

通常业务梳理的过程需要完成以下四个步骤：

第一，团队成员通过流程描述，统一企业流程语言。

第二，通过多次有规律的流程描述，呈现业务流程现状的初步状态。

第三，通过部门间的沟通和熟悉，了解部门之间的流程细节。

第四，将所有的业务流程进行系统化的梳理，形成流程的蓝本，作为下一步工作的基础。

在业务梳理的过程中，办医者要与医院的主要负责人和业务骨干做好双向的交流，在友好合作的基础上尽量详细地了解所有的业务细节，包括流程分类分级、边界、范围等确定。

◆业务梳理重点

办医者在进行业务梳理时，一个聚焦重点应该放在流水最大的三个科室的产品线上。首先针对这三大科室的主要产品进行分类，并把其他科室的重点产品也纳入进来。

在分类之后，办医者要理清以下问题，通过尽职调查等得来的数据和行业洞察：哪些产品是杀手级产品，如何进行"抛光"；大流水的产品是否还需要增加；高效率的产品是否和待砍杀的产品一样被杀掉；应该将哪些产品培养成精产品。

与此同时，办医者还要看生活类业务、金融支撑类业务、供应链业务如何与自身资源产生协同，通过协同来增加价值。

第七节　协议签订

在进行了前面六个方面的准备工作之后，接下来就到了最为关键的谈判环节，也就是协议的达成和签订。协议签订是一场博弈，也是办医者对标的医院项目的一个阶段总结。双方博弈的核心就是标的医院的交易价格。

任何办医者都梦寐以求获得"圣杯项目"，因为一个"圣杯项目"足以让办医者可以一战成名，后续数年的名利不愁。但是无论标的医院的规模与名气如何大，都无法撑起一个"圣杯项目"，最终合理的价格才是"圣杯项目"的成功注脚。在商讨价格过程中，要博弈，尤其是针对公立医院。博弈是为了双赢，在协议签订之后，后续的工作中需要出让方医院给予大量的支持。尤其是公立医院的改制，必须在双赢的前提下才能完成好这些工作，如果在价格上有任何的"小心思"，都会成为在未来运营中埋藏的"雷"。因此，在签订协议环节仅重点介绍合同价格商定的相关问题。

◆合同价格

第一个价格是出让方愿意出让标的医院的价格或者价格区间。一般来说，民营医院对于价格会非常敏感，在尽职调查前，需要先把价格商讨好，在确认之后才会让办医者进场开展相关的工作。公立医院通常会给办医者一个价格区间，主要包括大概的投资额和医院净资产的"大数"。如果在尽职调查过程中，没有在标的医院发现重大的瑕疵或者运营隐患，最终的合同价格基本上就是在这个价格区间进行适当的浮动。

第二个价格是市场估值。这个价格主要由办医行业对资本市场的追逐程度来界定。一般情况下找办医圈内的人员问一遍，其市场估值就显现出来了。这样做的好处是可以防止闭门造车，导致估值脱离实际。但是需要明确的是，市场的意见对于办医者来讲，在谋不在断，只能是做个参考，因为外界并不了解标的医院对办医者的其他战略意义。

第三个价格是标的医院的内部估值。内部估值是在尽职调查和资产审计之后办医者的一个交付物。内部估值对于标的医院的投资和价格具有非常重要的参考价值。

第四个价格是标的医院在未来运营三年之后的价值。这个价格的形成包括通过三年的时间，经过办医者的内部挖潜和与资源协同等改革和运营措施之后，在市场上的一个公允价值，也是一个预估值。

这四个价格都放在这里，作为办医者最希望看到的价格从低到高的排列顺序是：价格一、价格二、价格三和价格四。但在实际情况中，出现这种排列顺序的概率不大，出现在"圣杯项目"中的可能性就更小，因此需要办医者与院方进行更加深入地协商和谈判，以确定最终双方都可以接受的出让价格。

办医者与出让方确定好最终的价格之后，就可以开始拟写合同了，即正式协议。这个正式协议是对办医者的一个阶段性总结。通常虽然这个总结看起来都很长，一般在50页以上，但是非常有必要，也非常重要。除了笔者先前探讨要重点关注的东西需要落实在协议上外，其他的条款也要严格按照相关法律法规的要求加以阐述，在这里不再冗言。

◆ **注意事项**

除了必要的协议条款之外，办医者还需要在正式协议上落实以下条款：

首先，办医者与出让方让协议明确项目中的语言系统，即"定义与解释"。多元办医是新行业，很多的用语和词汇还没有明确的定义，而且由于区域文化的差异，对词义的理解很多时候也不尽相同，因此为了防止后期产生纠纷与仲裁，一定要把约定俗成的东西明确下来。

其次，办医者要确定标的医院的核心医疗技能与管理技能的给予者要凸显出来，比如可以把副高职称以上人员和管理层人员的姓名全部用合适方式罗列出来。这个条款针对民营医院尤其重要。笔者曾经见过华北某省的一个民营医院，创始团队在出让股权之后，立即在附近郊县又开设了一家新医院，从而导致大部分核心团队成员的离职，对办医者造成重大的损失。

最后，笔者再次提醒，土地与房产的所有权、范围、名称一定要逐一明确，不要怕冗繁。

第八节　注册移交

　　注册移交是个繁琐而又辛苦的工作，需要办医者花费更多的心思。在此，受到篇幅的限制，只是针对重点工作进行强调说明。注册移交这个环节的目的很明确，就是要让办医者尽快地把相关的合法证件办好，完成注册移交工作越快，办医者才能越早地全身心投入到投后管理的工作中去。

　　注册移交也是一项小的系统性工作。这项工作首先是机制，即在双方签订的正式协议中的承诺部分，包括医院作为转让方答应在注册移交过程中的协助支持和与办医者的配合条款等。其次是团队，一定要由转让方和办医者共同组成注册移交小组。注册移交很多时候是和地方主管机构打交道，就资源和人脉的熟悉程度来说，标的医院有更大的优势。如果标的医院是公立医院，会涉及改制的问题，需要主管机构的领导参与到工作组的具体工作中来，更需要标的医院方的主管领导协助甚至主导这项工作。

　　理清了机制和团队的问题之后，才可以正式开始注册移交的工作，手续的办理主要包括产权交接、财务交接、管理权交接、变更登记、发布公告五项工作。

产权交接

办医者与医院主管部门的产权移交需要严格按照国家的相关法律法规的规定进行，需在国有资产管理局、银行等有关部门的监督下进行，并且根据双方协议的内容，经过验收、造册，双方签证后，交由相关的主管会计进行入账登记。

财务交接

财务会计报表应当依据所有权变更后产生的不同的法律后果做出相应的调整，办医者需要对医院的财务账册做妥善的保管和相应的调整。

管理权交接

管理权的移交工作不是必须进行的工作，需要根据办医者收购医院的协议和对于收购后管理权的相关约定进行。如果医院的管理班子没有改变，这项工作就非常简单，只需要对外发布相关的公告即可。否则，管理权的交接就需要更加复杂的程序和较长的过程，会涉及人事变动、新旧成员的交接和权力的分配等内容。

变更登记

标的医院在出让后如果主体资格发生变更，就需要在相关的国家部门进行变更登记，只有如此办医者的收购才有效。

发布公告

办医者和医院双方应该将出让的实事公之于众，通过新闻媒体或者公开发行的刊物刊登，也可由国家授权的相关机构发布，以便让社会各方面了解相关情况，及时调整与标的医院的业务往来。

小　结

在这里将本章的两个重点问题再次进行强调探讨：一个是如何做好项目的宣传与公关，尤其是针对公立医院的改制；另一个是办医者如何搭建团队。

首先，与标的医院决策层领导做好沟通。要做好和并购利益相关各方的沟通、宣传工作，做到让各个利益相关方都同意并购的解决方案，就必须先要找到对标的医院的有决策力和影响力的领导，然后一对一、专人专责进行宣传。

对领导的宣传也不是一蹴而就的，也要步步为营，一般需要五步，即车轮战、攻坚战、大会战、歼灭战与扫尾战。比如车轮战，就是由机构最高领导带领涉及此地方的项目负责人来到标的医院所在城市，与主管领导或出让方领导共同研讨。这次车轮战由机构最高领导出面的车轮战是把办医团队全部介绍给当地主管领导或者出让方领导，并让办医团队在为期一天的会议和正式宴请中很快进入角色，了解到具体相关对接人的基本信息和对项目的一些态度、基本诉求。

其次，组建实力雄厚的项目团队。如何搭建一个内外兼修的项目团队，让整个并购流程更加有效率是事关项目成败的关键问题。

为了增加项目的把控能力，应该由负责商务拓展和战略管控的战略发展部总经理负责后台的掌控。借助其丰富的项目经验，为项目经理和项目组提供必要的指导。

办医者应该寻找到曾经有过综合管理经验的人才作为项目经理，因为这样的项目经理对外可以有效沟通，对内可以做好内部协调工作。项目经理的职责非常明确，对外负责与地方各个利益相关方沟通，对内协同需要的资源，并做好集团和医疗需要一切必要流程动作。在项目行进的不同阶段，以项目经理为核心会组成不同工作组来支撑其工作。比如合作框架设计阶段，就会由项目经理负责，与法务部、财务部、人力资源部的负责人和经理人沟通，开数次专题研讨会，研讨合作框架具体细节。再比如尽职调查阶段，就会由项目经理担任尽职调查工作组组长，法务部、财务部等职能部室的经理人担任尽职调查工作组成员和专门负责尽职调查的第三方机构一起把尽职调查完成。

最后，根据笔者多年的办医经验来看，办医者在落地一个项目时，尤其是办医圈认可的"圣杯项目"时，应该"深呼吸、潜下去"，这个深潜的时间应该是两年左右。这主要是基于两方面的原因：一方面，对于项目的投后管理，办医者可以扶上马、送一程；另一方面，项目做多了，都大同小异，尤其是"圣杯项目"，一个足够。

未来办医，需要办医者更多的兼顾投后管理与协同，其身份更像是一个真正的综合管理者。毕竟在未来，落地项目不会永远成为行业的聚焦重点和机构的主要任务，办医行业也需要一批出身于办医项目并且拥有实际医院管理经验的办医者。

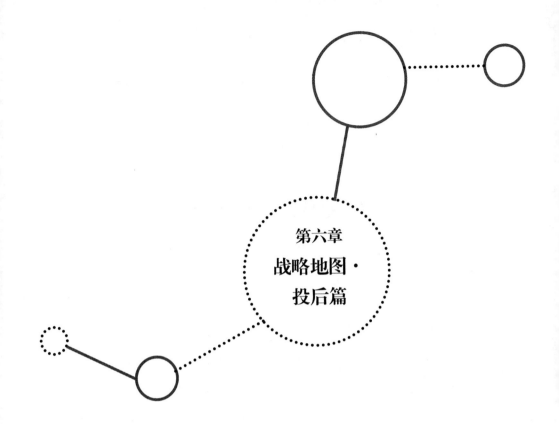

第六章
战略地图·
投后篇

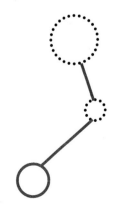

第一节　投后目标是"增量变革"

医院管理在中国还处在非常蒙昧的状态，这种说法绝对没有妄自菲薄之意。究其原因，有历史因素的积淀，当然也有医院本身的原因。目前国内大部分公立医院，在文化上崇尚医疗技能，捧着"大专家"，认为他们才是医院的顶梁柱；机制上为拥有医疗技能的资源和利益倾斜，导致了很多拥有优秀医疗技能的人才被掩埋在繁杂、细碎的管理事务之中；技能上也是咬定"医疗技能"不放松。而传统的民营医院由于骨子里就是在学习公立医院，所进行的改变也仅仅是表面的改变，涉及不到更深层次，因此医院管理也就没有形成体系。虽然一些有市场眼光的商学院早在数年前就推出"院长管理班"，为医院培养医院管理人才，但是这种教育也只是普及化的。其结果反而造成了院长与管理层、管理层与中层干部的管理系统的脱节，最后大多数院长不得不回到"一把手与一支笔"的传统管理体系中去。

医院管理的落后状态对于办医者来说，是个喜忧参半的事情。

忧的是没有现成的管理体系可以借鉴，没有规模化的管理案例可以学习；喜的是办医者终于找到一个和标的医院进行投后对话的突破口——引入管理体系，而且办医者如果用心，很可能成为第一批专业医院管理人才。由于办医者投后管理是一个全新的课题，目前依然处于探索阶段，所以笔者也只是把一些心得与经验在此分享。

办医者投资的标的医院的管理体系的存在也并不是一无是处的。这个管理体系正常运转若干年，一定有它的优点，有它对现有业务的控制力与对众多利益相关方的影响力。因此，办医者进入"引入管理体系"这一突破口的过程，是一个"领导变革"的过程。对此，笔者用图6-1来表示医院管理体系。

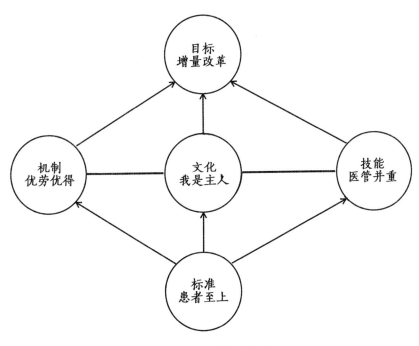

图6-1　医院管理体系

办医者投后的目标是增量改革。这个目标有两个层面，也是两个步骤。第一个层面是做增量；第二个层面是做变革。这两个层面可以一起进行，一般是先进行第一个层面，顺势进行第二个层面。

◆做增量

首先是做增量，方式有三种，即从无到有，从少到多，从低到高。医院是一个机构，我们按照第二章中机构在进行战略选择时的工具图，可以很清晰地做增量的部分：模式、产品、机制、团队与资源。

模式层面

模式层面的从无到有就是新增的商业模式。传统医院的商业模式就是患者进医院，医生和护士等给予医疗劳务等组成的产品，解决患者的祛病等诉求，收取费用。对于一个规模型医院，则可以考虑是否需要增添一个专业化、区域性的医药流通公司通过收取点配费等来营利。这是个全新的商业模式。

模式层面从低到高是商业模式的升级。传统医院商业模式是以看病收费、解决问题为主的；如果医院与保险、健康管理相结合，为临近社区居民提供以合作预防、减少保险支出为主的服务，这就是商业模式的升级。这种方式目前已经在某些高端医院，针对某些疾病进入探索阶段。

对于医院的商业模式的增量，国外现行的医院管理模式也是可供借鉴的实例，为我国医院模式中从少到多的探索提供了一定的经验。在美国医院中，大多数都实行董事会管理模式，院长由董事会任命或者由医院职工民主选举产生。在医院的人事制度上采用公开招聘、逐级雇佣的办法。而在日本医院，担任院长的必须是医师，比较特别的是日本医院设有事务部长或者运营部长的职务，由这个担任职务的人员全权负责医院的日常管理工作。德国医院最大的特点则是由行政院长、医疗院长和护理院长组成领导团队，医院没有职能科室，分管的工作由秘书负责执行。

产品层面

办医者在产品层面真正关注的是生活类产品与金融类产品从无到有、从少到多以及从低到高。中国的医院患者感受差，医院赚不到钱，就是因为医院把眼睛总是盯着医疗服务和供应链上，即使有些医院关注了，但也没有用心。患者是人，需要衣、食、住、行，如果要满足患者的这类要求，医院可以采用"专业的人做专业的事"的办法，医院管理者可以让专业公司来运营高品质的超市，通过抽取流水方式进行合作。而不要像现在的某些医院，自己在医院内开超市，东西不但卖得很贵还没有品质保证。当然，我们不能排除这里面有体制、机制的原因。但是，从产品层面，办医者确实对这两类产品有足够的洞察来做增量。

在做生活类产品的时候，笔者一直用下面一个例子来进行反思：日本的高铁便当体系值得办医者学习。日本的铁路便当无论是从食材、摆盘还是口味方面，都是十分精致的，与中国的火车上25元一份的快餐有着天壤之别。比如山形县米泽站出品的一款牛肉便当，就是选用当地特有的米泽牛和山形米，作为地方的特色饮食，其口味必然不错。日本铁路便当的排盘也是相当讲究的，便当的包装和盒子的形状都有自己独特的设计，美观实用。比如福井县福井站出品的螃蟹风味的便当，产品就是选用当地生产的小螃蟹肉，盒子的形状也设计成了螃蟹的造型。在日本的铁路便当中，选用的食材都是当地的新鲜食材，制作加工的流程也非常精细，这就保证了便当独特的风味，同时通过烹调工艺也能保证便当的最佳口感。

日本的铁路便当都是由企业制作，和铁路系统无关。也就是说便当公司借用铁路的资源售卖自己的产品，双方是一种合作关系，这和国内动车上的快餐服务类似，但是无论是品质和服务上都有着很大差异。办医者在生活类产品的增量投入中，无论是自己经营，还是与相关企业合作，都应该关注产品投入的品质，切实满足患者的需求。

增量的资源，除了资本与医疗资源以外，还应该涵盖其他方面，包括用于债务重整的金融租赁牌照，用于学习交流和合作的医学院校等。办医者要根据标的医院的发展需要来协调与发展资源，引入到标的医院，而且通过项目进行成功落地。

◆做变革

在制定标准的时候，确定患者至上是核心。制定变革标准之前，必须要先界定"患者是谁"。针对收入型医院，它的目标首先是吃得饱，患者比较广泛，只要不触及医院定位底线的客户都是患者；针对利润型医院，患者的定义可以从标的医院的目标客户到重点产品的目标客户。利润型医院的重点产品详见医院产品图。界定标的医院的"患者"，然后找寻这些患者在哪里，存量在病例库和医院里，增量主要在医院里和来医院的路上，即转诊网络。

办医者确定了患者和患者在哪里之后，就可以考虑如何达到"至上"的目标了。最重要的就是要明确标的医院目标患者的真正诉求，尤其是多元办医的医院就是来满足患者的差异化诉求。办医者要在这里下狠功夫。

患者进入医疗服务机构，会有天生恐惧与紧张感，因此要想知道哪些是对患者真正有价值的，就要办医者和患者像朋友式的进行沟通。笔者见过自己标的医院做的聚焦小组，是医生审患者式，这样调研出来真东西的概率很小，最后还不如"推己及人"的常识可靠。这就要求办医者要在投资后，只要有时间就到病区去，到食堂去，到门诊药房，和选择出来的患者沟通。

在与患者进行有效沟通的过程中，办医者会产生想法，这些想法要通过专业机构落实在问卷和医院的统计数字上。最后这些数字的用处仅仅是佐证办医者的方向和想法。有了诉求和数字后，就是要结合自身定位来选择如何落实了，一旦涉及资本投入就需要看是否必须。面向高端的医院，办医者可以把数字放宽一些；面向中端的医院，办医者可以把数字放得窄一些。在这一点上，办医院和办酒店有异曲同工之妙。

无论任何机构，在制度的改革中都涉及两个方面，一方面是利益分配，另一方面是组织形式。对于医院的制度改革，首先是医院利益的分配。分配的原则不仅要遵循全体员工共享，尤其照顾到工作年限长、退休的员工，而且要向真正创造价值的员工倾斜。这样的分配制度才会让整个机构有动力。其次是医院的组织形式。这个组织形式遵循的原则就是紧密性。只有紧密才有效率，这种效率可以让整个组织更加有活力。在组织形式上，紧密性最好的做法就是在应对具体事项或者紧急事项应该学习特种部队的四人战斗小组，比如医院应对心梗应急小组等。

特种部队的四人战斗小组形式最常见的是在美英法军和俄军中，其中以美军的四人战斗小组为主流。美军的一个班通常有9~13人，一名班长，其余的分为2~3个火力小组，四人一个组，每组由一名组长、一名机枪手、两名步枪手组成，在作战的时候，每个小组为一个火力点，四人配合组织攻势。特种部队的小组作战具有分工精细、弹性灵活与机动迅速等特色，最突出的就是四人在战术上配合默契。

在医院的管理中，针对一些特殊情况和特殊的病症，如果采取特种部队的四人战斗小组的形式，则可以在很大程度上提高患者的救治效率，尤其是在紧急情况下快速、有效地处理。

　　在组织形式上，应对日常事务也应该学习亚马逊的"两个比萨团队"模式。在传统医院，把大科室划分成若干病区也是试错式的学习，但很多只停留在模仿上，没有在组织形式的根源上下功夫。

　　亚马逊公司是美国最大的一家网络电子商务公司，是最早开始经营电子商务的公司之一。亚马逊在管理中施行"两个比萨团队"的制度，即团队的人数相当于可以吃掉两个比萨。这个名称的由来，是因为团队的成员很少，通常只有6~10人，也就是有两个比萨就够吃了。在这样的团队中，"适度职责"是最大的特点和优势。在权限职责范围之内，团队成员有较大的自由度和灵活性，既可以单独完成，也可以和团队合作完成。这种模式也是让亚马逊保持敏捷性和创新性的根本原因。

　　无论是特种部队的四人战斗小组，还是亚马逊的"两个比萨团队"办医者都可以借鉴其通过较小的团队，快速、高效地处理紧急事务和日常事务的模式，为医院的高效运转提供制度保障。

　　患者至上标准指导医院制度建设的核心就是优劳优得。

　　首先是优劳。"优劳"这个词汇很新。其实就是指真正为患者创造价值。在梳理某个医院产品的时候，办医者发现医院和人员与患者接触是点对点形式的。这些点在回归现实之后就是一个个的就医"场景"。办医者与管理者、咨询师在优化医院流程中就会发现，有些场景是不创造价值的，而且患者也不愿意为此多花一分钱。与此同时，这些场景对医院的业务量和财务量的贡献也很小，可以说这些场景是"无价值场景"。

但是，如果办医者仔细探寻，就能发现有大量的人员和资源出现在这些"无价值场景"中。这就需要办医者在制度建设上实行优劳优得，而不是多劳多得。这和医院业务属性有关系，它是高端服务，不是简单的重复劳动。虽然需要医院人员按照标准化与流程化来操作，但更需要他们用"心"工作，能够思考。中国传统的制度和文化强调的多劳多得或者能者多得，这些都不足以让组织充满生机勃勃的活力。因此，办医者要坚持优劳，让医院的每名人员都时刻思考如何为患者创造价值。

然后是优得。医院人员通过创造价值的优劳，并辅以自身技能与文化认同等，进入到医院内部职业发展更高的层级。在这个层级，可以是薪资的增加或者职位的提升，此人可以获得更大权责、资源和利益分配等。

超级服务来源于"我是主人"的文化。如果说制度等是一个医院的行为规范，那么文化就是一个医院的价值体系。由于医院业务本身都是人与人之间接触，这种价值体系会通过每次的接触传递给患者，因此笔者把文化的搭建放在目标是否落地的三个步骤的中心。

笔者曾经作为项目顾问参与某个新医院建设项目。一家国内闻名的中端专科三甲医院准备在一线城市建设高端专科医院。投资方负责人问笔者有何看法，笔者极力反对。原因就是面向中端和面向高端的医院在流程、技术的差别都不大，硬件都可以升级与学习，但是文化无法支撑高端服务。如果要做，此老医院的派出团队也需要经历一个冰与火的磨砺过程，对投资方来说是不划算的，还不如直接请专业高端医疗机构进行运作。

医院的文化应该从信息对称、主动自发、创新改善、精益运营和沟通方式等几个方面来进行建设。比如信息对称层面，应该强调的是没有秘密，医院、科室与产品的运营和财务信息应该让全体员工知晓。在创新改善层面，一定是倡导每位医院员工都要眼中有问题，并根据这些问题提供解决之道。让医院拥有持续改进的文化。

文化与制度不同，制度制定好后，成为手中的册子或者墙上的规定，是具体的；而文化需要宣传到每位医院员工的脑中，是抽象的。因此，这种宣传工作，需要办医者和标的医院管理层一起认真地执行下去。这种文化的宣传过程可以通过三个途径进行落地：第一是培训，第二是文化活动，第三是院内营销。

笔者在此处主要解释一下文化活动和院内营销这两种途径。文化活动包括院内与院外的一些活动，主要让医院工作人员更多地参与到医院文化的建设中来，比如院长基金的捐助活动等。院内营销就是通过医院内部的线上平台、会议等方式向医院工作人员进行文化宣传，选取的载体一般是案例与故事。

◆管理与医技同等重要

办医者要完成增量变革，就需要医院工作人员的技能做支撑。对于大多数标的医院而言，他们的技能现状是：医疗技能尚可，护理技能缺失，管理技能露头，服务技能没有。因此，对于办医者而言，要想使标的医院满足患者的差异化诉求，就必须尽快弥补符合自身定位的管理与服务技能。笔者在某公立医院改制项目中，一开始就和医院管理层和中层干部灌输"管理与医疗"同等重要的思想。当时笔者把服务技能的概念融入管理技能中去，这样容易形成口号，在标的医院宣传。

针对管理技能，主要是引入拥有现代管理思维的管理人才到医院体系。这样的管理人才要精不要多，太多容易引起标的医院管理层与中层的抵触；精是要求此人要有管理思维和很强的沟通能力。管理思维和管理经验不同，管理经验是按照原有管理系统来管理自己部门或者完成自身任务；管理思维是经过多年管理经验之后，可以因地制宜的跨行业输出自身的管理经验。由于国内没有成批的专业管理人才，办医者只能在企业中用心寻找积淀出管理思维的高级管理人才。

而从少到多的层面就需要对标的医院现有的管理层和中层、基层员工进行分层次、分类别的管理技能培训。这种培训不仅不能从普通培训中生搬硬套，而且要针对标的医院做适当的定制。由于定制价格比较昂贵，办医者尤其是具有金融投资者背景的办医者可以组成联盟来一起定制管理培训课程。这样针对标的医院的定制研发与驻点连续培训的模式，对管理技能的普及与深入是非常有益处的。与此同时，在绩效考核上突出管理技能的比重与奖励"管理创新"等活动，持续改进标的医院的管理技能。

提高管理技能不是一蹴而就的事情，而是一个长期的过程，这就需要标的医院的管理层、办医者与第三方机构一起持续不断地努力。

第二节　医疗服务生态系统图

欧美大型医疗服务机构常用的模式是：首先，分布在各地的小而美的诊所与转诊机构来进行常见病治疗与患者筛选。其次，在合适地点设置一个或者数个大型的旗舰医院，旗舰医院为筛选的患者进行一站式的治疗。最后，治疗完成后，患者再回到社区，在诊所或者转诊机构进行康复与复诊等。这样就形成了一个良性的商业循环。这些年在美国医疗服务行业最受推崇的梅奥诊所就是这种模式。

位于美国的梅奥诊所，并非一般人所理解的"诊所"，而是一所拥有悠久历史的综合医学中心。梅奥诊所以悠久的历史和精良的服务著名，可以说是世界医院和护理领域的圣地。梅奥诊所最初是由梅奥医生在1864年创建的。当时，该诊所主要是为美国南北战争中的伤员做救治工作的。美国南北战争后梅奥医生的两个儿子秉承父业，与当地一所女修道院合作，扩大了诊所规模。从20世纪初开始，梅奥诊所逐渐创建起了一套新的医学管理模式、医学理念和治疗手段，成为一家多专科协作管理医院，创立了住院医生（专管病房的医生）培训系统。如今，梅奥诊所在佛罗里达州和亚利桑那州另设有分所，同时拥有自己的医学院和涵盖周边几个州的数十家医疗诊所，其临床专家及科学家已达2700多名。

梅奥在过去的数十年间建立了一套完整的医疗卫生系统。梅奥诊所建有许多社区医院，依靠严格的病患护理标准，社区医院赢得了当地居民的信任。在这些社区医院中，如果遇到复杂的病例需要专家会诊或者大的手术，他们会把患者及时转诊到更高一级的梅奥诊所。等患者在那里完成了必要的治疗之后，又会转移回到梅奥社区医院。

在梅奥这种类似"医疗树"的模式中，分支医院不仅可以和总部医院的医生们保持密切联络，为患者提供医疗服务，而且其分支医院也可享用梅奥先进的实验室和医疗检测设备等资源。共享资源，可在全梅奥系统内，尽可能地降低运营成本，减少医疗失误。这就是梅奥诊所的"患者喂养模式"。

在实际操作项目中，笔者强烈感觉到其实国内的传统医疗服务行业已经有了这样一个类似的循环，但是这个循环是极其简单的，在其中某些环节还有断档。比如各地一些医疗机构还广泛存在从低等级医疗服务机构与职业转诊者手中"买病人"的现象，这种简单的买卖关系显然是不能持久的。办医者在标的医院进行投后管理过程中，通过现有的转诊网络，逐步建立起一个共赢的、区域化的医疗服务生态系统。这个生态系统的搭建就是从利润型医院走向规模型医院的一条成功之路。这条路有以下两种方式：

图6-2是一个非常经典的入口出口图，把低等级的医院和社区门诊与乡镇卫生院作为入口，让患者很便利地进入到整个医疗体系；把高等级旗舰医院（标的医院）作为出口，为患者提供全方位的医疗与护理服务，成功地把患者留在存量客户体系内。这些低等级医院和门诊就成了围绕旗舰医院的转诊网络，作为办医者应该通过合作或者股权投资等各种方式把入口掌握在自己手里。多元办医第一波过去之后，真正闪光的应该是"基于超级入口的转诊网络"和"沉淀巨量存量客户的医疗服务体系"。后者已经引起了办医者足够的重视，但是目前很多办医者还没有把心思放在前者上。梅奥诊所的社区医院就牢牢把握了入口的资源，以此为基础，将梅奥诊所的旗舰医院作为出口，实际上，梅奥的旗舰医院是非营利性的，其功能的30%～40%是医学研发。

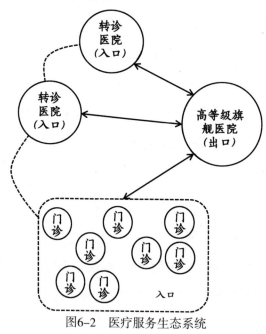

图6-2　医疗服务生态系统

梅奥诊所是一家设有医学院的大型学术医疗中心。梅奥诊所医学院包含有5个完全通过认证的学院，每年承接的住院医生和学生多达3200名，教育项目是梅奥诊所医疗和慈善事业非常重要的部分。一百多年来，梅奥诊所已经向众多相关的健康从业人员提供了学历培训。梅奥诊所的研究内容包括实验室的基础科学研究、与患者直接相关的临床研究、人群健康与疾病（流行病学）的临床研究等。目前，大约有80%的梅奥医生，随时都在准备投入到7000余项被批准的医学实验研究中。

但是，在中国，高等级的旗舰医院是否应该作为出口，还需要调查研究。因为在中国，办医者第一批拿到的旗舰医院有相当一部分都是非营利性医院，让非营利性医院作为整个生态系统的出口，在运营和法律上存在很多问题，而且对于以商业运营的医疗集团来讲，不是一个长久的模式，因此2.0版本的入口出口图应运而生（见图6-3）。

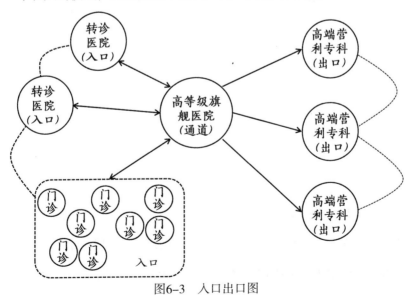

图6-3　入口出口图

在2.0版本的入口出口图中，掌握优势资源的专科医疗机构成为真正的出口。办医者通过把旗舰医院的优势专科资源与引入的增量高端医疗资源相结合，在旗舰医院周边建立数个高端专科的大型门诊或者小而美的专科医院，让这些专科医疗机构真正成为出口，这才能让整个网络成为一个合理的商业闭环。

面对相同客户的医疗服务机构可以进行患者的双向输出，而不同档次之间的医疗服务机构只能从低档次向高档次进行单向输出。以上两个图都是非常理想化的，但是办医者刚拿下标的医院后，通常面对的是图6-4。

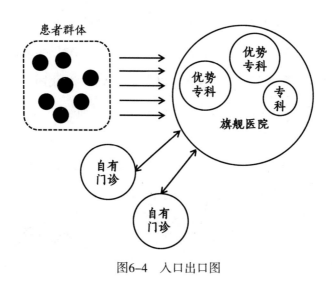

图6-4　入口出口图

对于图6-4来说，办医者要做的首先就是搭建入口网络，即通过并购、入股、合作等方式搭建起入口网络，并把自己的门诊纳入到入口网络中去，形成1.0版本的"入口出口"模式；然后再把优势专科导引出来，形成2.0版本的"入口出口"模式。这个框架搭建之后，通过数年的精耕细作与供应链的协同就是一个产业共赢、商业闭环良性的医疗服务生态系统。

对于入口网络的搭建，办医者需要从以下四个步骤来完成：握旗舰、拓入口、造出口、搭平台。

这就是办医者真正在投后管理上需要下功夫的，对内是增量改革，对外就是搭建一个医疗服务的生态系统。这个生态系统是非常有价值的。这个生态系统加上供应链、金融的布局形成更大的医疗系统，拥有这个系统即使仅仅是基于一个三线城市的，都是在办医的游戏中找到真正的立足之地。

第三节　口碑管理图

办医者必须要明确的是，标的医院对增量客户有吸引力和对存量客户有附着力的最重要的武器就是医院品牌。医院的品牌主要是基于所在社区对其的认可度与美誉度，而这两类评价都是通过存量客户的口碑进行传播与沉淀的。

虽然建立品牌的过程是一个长期的过程，但是有效的管理存量客户的口碑，是把这个长期过程有效缩短的一个合理途径。这个口碑管理对收入型医院是非常有效用的，因为收入型医院大多数因为营销缺失而无法"吃饱饭"。因此，办医者的标的医院如果是收入型医院一定要认真管理一下标的医院的口碑，提升到医院战略层面，专人专责。如图6-5所示。

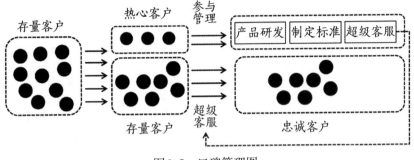

图6-5　口碑管理图

◆**口碑管理的步骤**

对于收入型医院来说，要做好口碑管理至少要进行以下四个步骤的工作：

第一个步骤是梳理存量客户。这些存量客户包括已经出院的客户和正在住院的客户。办医者可以通过熟悉出院客户的医生和护士进行梳理，也可以通过把存量客户变成新客户的方式来进行，用"泡客户"的方式梳理这些客户。

笔者曾参与过的项目——河北德润医院就是以免费为存量客户进行术后检查的方式，从而帮助办医者梳理了这些存量客户，让办医者在小批次检查的过程中，找到"泡客户"的机会。

第二个步骤是培养热心客户。第一步梳理客户的目的就是要找出存量客户中的对医院发展比较热心的客户。办医者在识别热心客户的时候要抓住这类客户的特点：朋友多，在朋友圈的影响力大；沟通能力强，热心助人；学习能力非常强。

这些热心客户要在挑选确定之后，需要办医者逐个拜访。因为第一批热心客户太重要，他们不仅是办医者的顾问，而且是办医者进行投后管理的重要帮手。第一批热心客户人数不宜多，而要精，尽量挑选一批素质较高、人脉较广的热心客户。然后办医者要请专家对这些热心客户进行医院流程、文化、疾病护理与康复知识的培训，并通过一定的激励机制与项目把第一批热心客户纳入到医院管理体系中来。

第三个步骤是热心客户参与管理。办医者有三个方向的投后项目需要第一批热心客户参与管理，这三个方向是产品研发、制定标准与超级客服。

产品研发不仅仅是新项目的增加，还包括生活类等产品的研发。在研发新产品的过程中，最根本的环节就是客户的意见和真实的想法，而这些热心客户的意见无疑是重要的。无论这些热心客户的意见是来自于亲身感受，还是周围朋友的反馈都对办医者有很大的指导作用。由于热心客户对周围人群的影响力较大，信息的渠道更加广泛，因此他们收集到的意见更具有代表性和针对性。

我们在前面曾经探讨过，投后制定标准的原则是患者至上。既然如此，那么如何听到患者的真实诉求就是一个非常重要的问题。如果掌握了热心客户的资源，得到他们的支持，那么将具备一个了解到患者真实诉求的重要渠道，并且这个渠道的信息收集、反馈的效率更高、信息量密度更大。

这些热心客户的最大价值还在于能起到超级客服的作用。热心客户本身就是从患者中挑选出来的，他们作为患者最了解患者的心理和需求，也了解患者的语言习惯，因此可以用患者的语言与患者沟通。并且这些热心客户都经过专业知识和服务技能的培训，凭借这些优势，他们完全可以达到超级客服的要求。

第四个步骤是通过超级客服把存量客户变成忠诚客户。传统的办医思路认为，服务患者的流程是从进院开始到出院结束。但现代医疗服务发展趋势与市场的差异化诉求都要求服务患者应该从家里开始到家里结束，甚至还要长期服务，没有停歇。所以，办医者不仅要完成诊与治两个环节，还要完成预（预诊断）、康（康复）与后（康复后）的环节。而这些环节的入口与管理者就是超级客服。因此，超级客服对办医者来说非常重要，也是把存量客户真正纳入到客户体系的必须环节。

综上，针对收入型医院的口碑管理虽然不能让品牌的认知度与美誉度得到立竿见影的提升，但是也会有效地缩短品牌成长的时间。办医者在口碑管理的过程中也多了一条客户洞察的渠道，多了参与管理的帮手。其实口碑管理简单理解也就是"梳理客户+超级客服+多种渠道"。这里的多种渠道指的是线上和线下，并配合医院就诊流程与患者沟通的渠道、方式。

小　结

通常办医者在做项目的过程中，就会清楚地知道标的医院是收入型，还是利润型（规模型的标的医院非常少）。在投后的一百天里，办医者针对收入型医院，对内要做增量改革，对外要做口碑管理。办医者针对利润型医院，对内还是同样要做增量改革，对外要做"入口与出口"的规划与准备。

首先，办医者在做增量改革的时候，不能把增量改革放到口头上，而是要选择一个相匹配的目标对增量改革起到支撑的作用。笔者通常使用的是"三甲评级"与国际医疗卫生机构认证联合委员会评审作为增量改革的"前台目标"来提振士气，以增加组织的向心力与紧迫感。当然，办医者还可以选取更加有意义的愿景或者更加具体的财务与业务目标来起到同样的作用。

其次，办医者要组建增量改革的团队。这个团队一定是标的医院的核心力量，因此办医者要和管理层一起从"有激情、能沟通的年轻骨干"中挑选一批人才，组成攻关团队和专项小组，落实标准、机制、技能、文化等诸多任务。虽然这个团队是虚拟的，但是应该有专职人员来协调与管理。

再次，加强医院内部的宣传。办医者、管理层与攻关团队一起分批次、分群体的宣传达成目标的重要性与增量改革的必要性。宣传就是要让医院的全体人员都形成一种紧迫感。这种紧迫感是未来医院要打造的"一个标准，一个机制，一个团队，一种文化，一股力量"的基础。

最后，制度的建设和完善。办医者把改革的团队与落实机制、标准等形成一整套的持续改进的制度，并由专职团队进行支撑，让这种制度保持下去，成为医院的核心竞争力。

针对收入型医院，办医者在进行投后管理的时候，一定要和创始团队一起时刻保持紧迫感，这种紧迫感来源于病源数量的增加。但是就算再急，也不能犯饮鸩止渴的错误，办医者不能走上高营销费用招揽客户的不归之路。品牌的建立是一个漫长的过程，这是规律。但是办医者可以按照一定的方式，比如口碑管理等，有效地缩短这个过程。在进行口碑管理的过程中，也是练习内功的过程，营销费用放在增加存量客户和热心客户上，用在超级客服的打造上，这才是大道。在医院营销的道路上，欲速则不达，欲小利则大事不成。

针对利润型医院，对内增量改革，对产品增增减减。办医者对外一定要进行入口与出口的筹划，如果办医者的标的医院不能利用先发优势来打造区域化的入口与出口，以此来形成医疗服务平台与区域医疗行业的生态系统。那么，在不久的将来，这个旗舰医院就会成为其他有此规划的办医者的平台整合的对象。

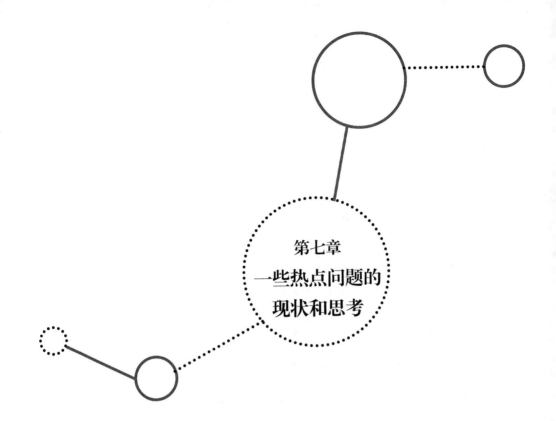

第七章
一些热点问题的
现状和思考

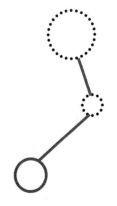

第一节　养老的窘境

2013年，以社区开发者为主的投资者大规模进入养老产业，这股热潮是与多元办医并行发生的，热潮的导火索同样也是政府所发的引导性文件。虽然说引发是由于政策的鼓励，但是本质是由于传统的房地产开发行业已到了野蛮生长的峰值，社区开发者开始通盘思考自己的战略转型、商业模式与核心产品。由于先前各个有战略眼光的开发者都在内部留存了相应的养老研究团队，这个团队的案例分析与行业分析一定会指出，养老社区等产品的内部收益率会大大高出传统地产产品的内部收益率。社区开发者面对的一边是传统模式的住宅地产与商业地产的行业下滑；一边是巨大的养老市场潜力与超高的内部收益率，再加上政策机会的涌现，于是各地出现了形形色色的养老社区产品。这些养老社区产品绝大多数在上市伊始就与真正的养老社区错位，让空前高涨的养老行业陷入尴尬的境地。

作为办医者，在办医过程中，不得不面对来自养老产品开发者的协同机会，但是办医者必须要了解养老行业窘境的三个来源。

第一，现有养老产品与真正养老诉求的脱节。现阶段是存在真正的养老诉求的，这种养老诉求来自中高端的偏后端的养老需求，即不仅需要日常护理等，还需要专业护理，并配合专业治疗对接服务。而市场上出现的大量的是偏前端的以提供服务，最多是以日常护理为主的养老社区。与此同时，从中国人的养老市场洞察来看，老年人不愿意距离自己子女太远，愿意留在2个小时左右的行程范围内，因为老年人有与第三代互动的强需求等。但是目前相当一部分养老社区都建在山水秀丽的度假胜地，这完全是把休养和养老两个概念弄混淆了。

第二，参与者与真正养老产品的脱节。养老行业的参与者应该明白养老的基础是医疗服务，这就是经常提到的"以医助养"。医疗资源是养老行业的基础资源。如果准备大规模上市养老产品的参与者，不储备一两家综合性高等级医院、数家康复与老年病医院及护士学校的合作资源，就无法支撑养老产品的后续运营。甚至又会回到"噱头卖房"的老路。与此同时，养老产品没有护理险等专业保险品种做配套，也在支付环节遇到了阻碍。在美国提供专业护理的持续护理单元80%的支付来自专业护理险，而在国内专业护理险正处于尝试阶段。因此养老行业的参与者的医疗与支付资源的缺失，无法支撑其大规模上市真正的养老产品。

第三，参与者的热情与养老市场潜力的脱节。按照多份研究报告数字与客户洞察分析，养老市场的大规模刚需人数的徒增将会发生在2020年前后。但是这还存在需要养老产品与实际使用养老产品的转化率的问题。由于中国的居家赡养传统与文化，导致这个转化率在初期应该不会高。因此，办医者或者其他养老行业参与者要关注两条曲线，一条为刚需人数，另一条为转化率。这个转化率与"居家养老的性价比"（与养老产品相比）和养老产品认可度相关。但是如今由于传统住宅市场低迷，尤其是二三线市场，倒逼拥有大规模发展与施工能力的社区开发者转型。这种倒逼就让转型养老的社区开发者充满了"不得不"的热情，忽略了战略布局资源，忽略了事缓则圆的商业良性闭环，更忽略了市场的需要。这种热情慢慢发酵成了一种投机的心态，这种投机的心态本身与养老行业的属性是不匹配的。偏后端的养老行业是医疗服务行业的衍生行业，既然是医疗服务行业，它的属性就是精耕细作的，是深入运营的。而不得不热情地推动着新的参与者，在政策性项目机会面前，用传统低成本的拿地思维，开发与运营养老产品，负担必然是越来越重，后续之路更加艰辛。

办医者尤其是手中握有项目的办医者，在面对养老的协同机会时，首先要审慎，因为在窗口期聚焦办医是此阶段重点；其次是轻资产。如果要合作，一定是轻资产介入与合作，帮自身的规模型医院打造区域化的医疗生态系统。

第二节　家族的传承

　　除了社区开发者、产业整合者与金融投资者，还有一个群体天生就适合多元办医，成为真正的办医者。这个群体就是在改革开放之后，第一批靠自己的智慧与辛劳富裕起来，并积累巨额财富的家族。因为办医需要的资金量比较大，因此笔者不得不用"巨额"这一词汇。上面提到的这个群体与办医的天然契合属性，来自以下三个方面。

　　第一，资产保持持久性与医院永续经营性相匹配。世俗文化流传：在中国富不过三代。家族的开创者希望通过各种方式可以让家庭艰辛积累的财富持久地传承下去，来打破这个世俗文化的三代的设定。年长的第一代创业者也一直苦苦找寻这个方式。而医院业务是基于社区、永续经营的业务。只要社区不消失或不大规模萎缩，医院业务就会正常运转。因此，我们才看到拥有百年历史的华山医院等医疗服务机构。医院业务的永续经营性在美国和欧洲更加凸显。在欧美和我国台湾地区，很多家族都是把相当部分的资产捐赠成基金，用于大型医疗服务机构的投资（包括新建）与运营。

第二，家族社会回馈性与医院社会责任性相匹配。众多家族的开创者明确表示，自身只是个社会财富重新分配的中间载体。很多人都希望通过各种方式来回馈社会。医院尤其是高等级综合性医院，一般都是以非营利性存在于社区之中。再加上医院的新建等投入规模大、周期长，一定程度上需要投资人有回馈社会的心态才能坚持下去。这些都是与家族回馈社会的目的有很大的重合度的。

第三，家族影响传承性与医院巨大衍生性相匹配。传统文化强调"立德、立言、立功"。作为在事业上有所成就的家族，不仅希望在生活的社区得到回馈，而且希望自身价值和影响力可以长久留存。而医院业务，自身衍生出来很多业务种类，涉及相关的责任方也非常多。因此一个医院尤其是一个运营良好的医院，在所在社区的影响力是非常大的。因此这两方也有着天然的契合性。

基于以上三点，家族应该是天然的办医者。家族办医，也应该按照前面探讨的战略，选择合适的专业团队进行运作。现在由于政策刚刚放开，办医者的行列里还很少有他们的身影出现。笔者坚信未来应该会有一批办医者从他们中涌现出来，而且他们的办医决心与韧性可以为办医行业带来全新的气息。

第三节　未来的办医趋势

在明确未来的办医趋势之前，办医者先要明晰一下现在办医的产业链。从话语权的大小依次梳理一遍这条产业链。

首先是现在的医疗服务中心，即各类保险机构。在欧美，主要是各类商业保险与互助保险，辅以政府主导兜底保险；在中国，主要是政府主导的各类保险与各类机构尝试的高端健康险。其次是医疗服务的供给方，即各类医疗服务机构。在中国，由于大部分地方医疗服务的供给方相对缺失，导致拥有品牌的医疗服务供给方（主要是大型医院）的话语权可以与各类保险的话语权平分秋色。再次是医疗服务的使用方，即患者。最后是医疗保险的支付方，即各类企业与个人。这里面还有医疗产品的供应方和生产方，这里不再冗言了。

移动互联网、社交平台与大数据落地本质上让信息更加对称了，对于医疗来讲，患者可以很容易地通过快速学习与便捷信息渠道获得疾病诊治和治疗机构评价等众多信息。这些信息让患者在医患之间的同意知情权方面，从过去的被动接受到主动选择与沟通，这种变化尤其在固化疾病上会凸显出来。患者不仅会选择就医机构与就诊医生，还会选择就诊的设备与器械，甚至是一把手术刀。未来办医疗业的趋势如图7-1所示：

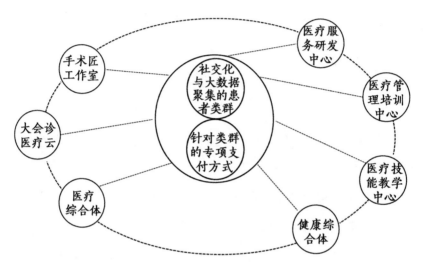

图7-1 未来办医趋势预测

未来办医行业的核心是从社交化平台与大数据筛选出来的。在未来的医疗体系中，一般的头疼、感冒等小病症在居住的健康综合体与手术匠工作室就基本上搞定了；稍微复杂的固化疾病，通过远程专家组成的医疗云进行会诊，商讨出治疗方案，然后让就近的手术匠工作室来完成；再复杂的疑难杂症由承担医疗服务研发中心来给予患者诊断与治疗一体化的治疗方案，康复还是要到健康综合体里去。

医疗服务研发中心把传统意义上的超大型综合医院进行了功能切割与模式颠覆，但它与医疗综合体不附着医生不同，它本身拥有自己的医生与护士团队。医教研中的"教"由医疗技能教学中心来完成，大部分教学实践基于手术匠工作室与医疗综合体组成的联盟。医疗综合体为手术匠与大会诊专家提供了落地办公区域，在这里有按照患者需要设立的高、中档病房，也拥有第三方临检与影像中心。未来，为医疗服务机构提供管理技能与服务技能的一定是专业的机构，这个机构一定是拥有自己的医疗机构，比如手术匠工作室与医疗综合体。在这种办医行业中，每个办医者都各司其职，通过高速信息网络与物流网络把复杂的就医过程串联起来，大大提高了行业效率，降低了患者的就诊成本。